中医历代名家学术研究丛书

主编 潘桂娟

卢红蓉 编著

钱乙

Academic Research Series of Famous
Doctors of Traditional Chinese
Medicine through the Ages

"十三五"国家重点图书出版规划项目

U0334702

中国中医药出版社

·北 京·

图书在版编目（CIP）数据

中医历代名家学术研究丛书.钱乙 / 潘桂娟主编；卢红蓉编著.
—北京：中国中医药出版社，2017.9
ISBN 978-7-5132-1747-7

Ⅰ.①中…　Ⅱ.①潘…　②卢…　Ⅲ.①小儿疾病—中医学—
临床医学—经验—中国—北宋　Ⅳ.① R249.1　② R272

中国版本图书馆 CIP 数据核字（2016）第 291466 号

中国中医药出版社出版

北京市朝阳区北三环东路 28 号易亨大厦 16 层
邮政编码　100013
传真　010 64405750
河北新华第二印刷有限责任公司印刷
各地新华书店经销

开本 880×1230　1/32　印张 7　字数 179 千字
2017 年 9 月第 1 版　2017 年 9 月第 1 次印刷
书号　ISBN 978 - 7 - 5132 - 1747 - 7

定价　45.00 元
网址　www.cptcm.com

社 长 热 线　010-64405720
购 书 热 线　010-89535836
侵 权 打 假　010-64405753

微信服务号　zgzyycbs
微商城网址　https://kdt.im/LIdUGr
官 方 微 博　http://e.weibo.com/cptcm
天猫旗舰店网址　https://zgzyycbs.tmall.com

如有印装质量问题请与本社出版部联系（010 64405510）
版权专有　侵权必究

项目来源及国家重点图书出版计划

2005 年度国家"973"计划课题"中医理论体系框架结构与内涵研究"（编号：2005CB532503）

2009 年度科技部基础性工作专项重点项目"中医药古籍与方志的文献整理"（编号：2009FY120300）子课题"古代医家学术思想与诊疗经验研究"

2013 年度国家"973"计划项目"中医理论体系框架结构研究"（编号：2013CB532000）

国家中医药管理局重点研究室"中医理论体系结构与内涵研究室"建设规划

"十三五"国家重点图书、音像、电子出版物出版规划（医药卫生）

前言

中医理论肇始于《黄帝内经》《难经》，本草学探源于《神农本草经》，辨证论治及方剂学发轫于《伤寒杂病论》。在此基础上，历代医家结合自身的思考与实践，提出独具特色的真知灼见，不断革故鼎新，充实完善，使得中医药学具有系统的知识体系结构、丰富的原创理论内涵、显著的临床诊治疗效、深邃的中国哲学背景和特有的话语表达方式。历代医家本身就是"活"的学术载体，他们刻意研精，探微索隐，华叶递荣，日新其用。因此，中医药学发展的历史进程，始终呈现出一派继承不泥古、发扬不离宗的繁荣景象。

中国中医科学院中医基础理论研究所，自 2008 年起相继依托 2005 年度国家"973"计划课题"中医学理论体系框架结构与内涵研究"、2009 年度科技部基础性工作专项重点项目"中医药古籍与方志的文献整理"子课题"古代医家学术思想与诊疗经验研究"、2013 年度国家"973"计划项目"中医理论体系框架结构研究"，以及国家中医药管理局重点研究室"中医理论体系结构与内涵研究室"建设规划，联合北京中医药大学等 16 所高等院校及科研和医疗机构的专家、学者，选取历代具有代表性或学术特色突出的医家，系统地阐释与解析其代表性学术思想和诊疗经验，旨在发掘与传承、丰富与完善中医理论体系，为提升中医师理论水平和临床实践能力和水平提供参考和借鉴。本套丛书即是此系列研究阶段性成果总结而成。

综观历史，凡能称之为"大医"者，大都博览群书，学问淹博赅洽，集百家之言，成一家之长。因此，我们以每位医家独立成书，尽可能尊重原著，进行总结、提炼和阐发。此外，本丛书的另一个特点是，将医家特色学术观点与临床实践相印证，尽可能选择一些典型医案，用以说明理论的实践价值，便于临床施用。本丛书现已列入《"十三五"国家重点图书、音像、电子出版物出版规划》中的"医药卫生"重点图书出版计划，并将于"十三五"期间完成此项出版计划，拟收载历代102名中医名家，总字数约1600万。

丛书各分册作者，有中医基础学科和临床学科的资深专家、国家及行业重点学科带头人，也有中青年教师、科研人员和临床医师中的学术骨干，分别来自全国高等中医院校、科研机构和临床单位。从学科分布来看，涉及中医基础理论、中医各家学说、中医医史文献、中医经典及中医临床基础、中医临床各学科。全体作者以对中医药事业的拳拳之心，共同努力和无私奉献，历经数年成就了这份艰巨的工作，以实际行动切实履行了传承、运用、发展中医药学术的重大使命。

在完成上述科研项目及丛书撰写、统稿与审订的过程中，研究团队暨编委会和审订委员会全体成员，精益求精之心始终如一。在上述科研项目负责人、丛书总主编、中国中医科学院中医基础理论研究所潘桂娟研究员主持下，由常务副主编张宇鹏副研究员、陈曦副研究员及各分题负责人——翟双庆教授、刘桂荣教授、郑洪新教授、邢玉瑞教授、钱会南教授、马淑然教授、文颖娟教授、陆翔教授、杨卫彬研究员、崔为教授、柳亚平副教授、江泳副教授、王静波博士等，以及医史文献专家张效霞副教授，分别承担或参与了团队的组织和协调，课题任务书和丛书编写体例的起草、修订和具体组织实施，各单位课题研究任务的落实和分册文稿编写和审订等工作。编委会还多次组织工作会议和继续教育项目培训，组织审订委员会专家复审和修订；最终由总主编逐册复审、修订、统稿并组织作者再次修订各分册文稿。自 2015 年 6 月开始，编委会将丛书各分册文稿陆续提交中国中医药出版社，拟于 2019 年 12 月之前按计划完成本套丛书的出版。

2016 年 3 月，国家中医药管理局颁布了《关于加强中医理论传承创新的若干意见》，指出"加强对传承脉络清晰、理论特色鲜明的古代医家的学术思想研究，深入研究中医对生命、健康与疾病认知理论，系统总结中医养生保健、防病治病理论精华，提升中医理论指导临床实践和产品研发的能力，切实传承中医生命观、健康观、疾病观和预防治疗观"。上述项目研究及丛书的编写，是研究团队对国家层面"加强中医理论传承与创新"号召的积极响应，体现了当代中医学人敢于担当的勇气和矢志不渝的追求！通过此项全国协作的系统工程，凝聚了中医医史、文献、理论、临床研究的专门人才，培育了一支专业化的学术队伍。

在此衷心感谢中国中医科学院及其所属中医基础理论

研究所、中医药信息研究所、研究生院，以及北京中医药大学、陕西中医药大学、山东中医药大学、云南中医学院、安徽中医药大学、辽宁中医药大学、浙江中医药大学、成都中医药大学、湖南中医药大学、长春中医药大学、黑龙江中医药大学、南京中医药大学、河北中医学院、贵阳中医药大学、中日友好医院等16家科研、教学、医疗单位，对此项工作的大力支持！衷心感谢中国中医药出版社有关领导及华中健编审、伊丽紫博士及全体编校人员对丛书编写及出版的大力支持！

本丛书即将付梓之际，百余名作者感慨万千！希望广大读者透过本丛书，能够概要纵览中医药学术发展之历史脉络，撷取中医理论之精华，传承千载临床之经验，为中医药学术的振兴和人类卫生保健事业做出应有的贡献！

由于种种原因，书中难免有疏漏之处，敬请读者不吝批评指正，以促进本丛书不断修订和完善，共同推进中医药学术的继承与发扬！

《中医历代名家学术研究丛书》编委会

2016 年 9 月

凡例

一、本套丛书选取的医家，均为历代具有代表性或特色学术思想与临床经验的名家，包括汉代至晋唐医家 6 名、宋金元医家 18 名、明代医家 25 名、清代医家 46 名、民国医家 7 名，总计 102 名。每位医家独立成册，旨在对医家学术思想与诊疗经验等内容进行较为详尽的总结阐发，并进行精要论述。

二、丛书的编写，本着历史、文献、理论研究有机结合的原则，全面解读、系统梳理和深入研究医家原著，适当参考古今有关该医家的各类文献资料，对医家学术思想和诊疗经验，加以发掘、梳理、提炼、升华、概括，将其中具有理论意义、实践价值的独特内容阐发出来。

三、丛书在总体框架上，要求结构合理、层次清晰；在内容阐述上，要求概念正确、表述规范，持论公允、论证充分，观点明确、言之有据；在分册体量上，鉴于每个医家的具体情况不同，总体要求控制在 10 万～20 万字。

四、丛书每一分册的正文结构，分为"生平概述""著作简介""学术思想""临证经验"与"后世影响"五个独立的内容范畴。各分册将拟论述的内容按照逻辑与次序，分门别类地纳入以上五个内容范畴之中。

五、"生平概述"部分，主要包括医家姓名字号、生卒年代、籍贯等基本信息，时代背景、从医经历以及相关问题的考辨等。

六、"著作简介"部分，逐一介绍医家的著作名称（包括现存、已经亡佚又经后人辑复的著作）、卷数、成书年代、主要内容、学术价值等。

七、"学术思想"部分，分为"学术渊源"与"学术特色"两部分进行论述。前者重在阐述医家之家传、师承、私淑（中医经典或前代医家思想对其影响）关系，重点发掘医家学术思想的历史传承与学术渊源；后者主要从独特的学术见解、学术成就、学术特点等方面，总结医家的主要学术思想特色。

八、"临证经验"部分，重点考察和论述医家学术著作中的医案、医论、医话，并有选择地收集历代杂文笔记、地方志等材料，从中提炼整理医家临床诊疗的思路与特色，发掘、总结其独到的诊治方法。此外，还根据医家不同情况，以适当方式选录部分反映医家学术思想与临证特色的医案。

九、"后世影响"部分，主要包括"学术影响与历代评价""学派传承（学术传承）""后世发挥"和"国外流传"等内容。其中，对医家的总体评价，重视和体现学术界共识和主流观点，在此基础上，有理有据地阐明新见解。

十、附以"参考文献"，标示引用著作名称及版本。同时，分册编写过程中涉及的期刊与学位论文，以及未经引用但能体现一定研究水准的期刊与学位论文也一并列出，以充分体现对该医家研究的整体状况。

十一、附以丛书全部医家名录，依照年代时间先后排列，以便查检。

十二、丛书正文标点符号使用，依据《中华人民共和国国家标准标点符号用法》（GB/T 15834–2011）。医家原书中出现的俗字、异体字等一律改为简化正体字，个别不能对应简化字的繁体字酌予保留。

《中医历代名家学术研究丛书》编委会

2016 年 9 月

内容提要

　　钱乙，字仲阳，生于北宋明道元年（1032），卒于北宋政和三年（1113），山东郓城东平人，著名儿科医家，代表著作为《小儿药证直诀》。钱乙在儿科学上有许多开创性的建树，阐明了小儿的生理特点及病机特点，首创小儿五脏虚实辨证纲领；临床治疗以中正平和为主，注重保护小儿脾胃；创制了系列儿科方剂。钱乙的学术思想和临证经验对儿科及中医理论发展产生了深远的影响。本书内容包括钱乙的生平概述、著作简介、学术思想、临证经验、后世影响等。

钱乙，字仲阳，生于北宋明道元年（1032），卒于北宋政和三年（1113），山东郓城东平人，北宋著名医家，有"幼科鼻祖""儿科之圣"之美誉。代表著作有《小儿药证直诀》，在儿科方面有许多开创性的建树。宋以后的医家受钱乙启发，在儿科疾病诊治、脾胃学说、脏腑辨证理论、方剂学等方面都有深入的研究。

1956～2013年期间，关于钱乙和《小儿药证直诀》的研究，共有期刊论文300余篇，研究专著4部。其中，研究内容主要涉及以下3个方面：一是从医史文献研究角度，考证钱乙的生平、籍贯、学术渊源、著作版本等；二是根据《小儿药证直诀》的内容，研究钱乙的学术思想、学术成就；三是阐述钱乙的学术思想、方药在后世临床中的运用。研究专著，主要有俞景茂《小儿药证直诀类证释义》。其他3部著作，主要侧重于对钱乙所用方药及其后世临床应用的总结。此外，尚有开展《小儿药证直诀》校注的著作。上述论文和著作，为本次整理研究奠定了良好的基础，提供了有益的参考。

本书以对《小儿药证直诀》的深入整理与研究为基础，参考历代有关钱乙的文献资料，从不同角度、不同层面进行充分挖掘和系统整理，旨在全面而翔实地阐明影响钱乙学术思想形成的主要因素、钱乙的学术思想内涵和临证诊疗经验，以及对后世儿科学、内科学、方剂学发展的影响等。本书以钱乙学术思想中最具特色的五脏虚实辨证纲领，以及"脾胃虚弱，诸邪遂生"的脾胃观为主线，充分论述了钱乙五脏虚实辨证体系的理论构成、治则治法、对应方药、临床运用、典型医案，以及后世对五脏虚实辨证的继承与发展情况。同时，还介绍了钱乙注重脾胃的学术观点、保护脾胃的常用方法，以及后世医家的发挥等。

此外，《小儿药证直诀》载方120首，其中五补五泻诸方为后世所熟知，并得到了广泛应用。另外，还有大量方剂没有得到较好应用。其原因除了有些方剂使用有毒矿物药外，另一个重要的原因是后世未能了解诸方。因此，本书对120首方剂的主治、功用、药物组成逐一分析，以供读者研究和借鉴。有些方剂中的药物现已禁用，如犀角等，可用代用品。另外，"百部丸"和"大青膏"二方中麻黄、朱砂、天竺黄因原书中剂量缺失，为保持原貌，故本书中没标明此三味药剂量。

本书所做研究依据的钱乙著作版本，为人民卫生出版社于2006年出版的《小儿药证直诀》，同时参考了中国中医药出版社2005年出版的《钱乙刘昉医学全书》。

希望本书能为读者了解钱乙及其学术成就与学术贡献提供有益的参考。在此，对参考文献的作者及支持本项研究的各位同仁，表示衷心的感谢！

中国中医科学院中医基础理论研究所　卢红蓉

2015年6月

钱乙

生平概述

钱乙，字仲阳，生于北宋明道元年（1032），卒于北宋政和三年（1113），山东郓城东平人，著名儿科医家，代表著作为《小儿药证直诀》。钱乙在儿科学上有许多开创性建树，阐明了小儿的生理特点及病机特点，首创小儿五脏虚实辨证纲领；治疗以中正平和为主，注重保护小儿脾胃；创制了一系列儿科方剂。钱乙的学术思想和临证经验，对儿科及中医理论发展产生了深远的影响。

一、时代背景

北宋建隆元年（960），后周大将赵匡胤发动政变并建立宋朝，史称"北宋"。北宋时代，虽然战乱连连，但钱乙生活的时期相对稳定、繁荣，政治、经济、文化都得到迅猛发展，也极大地促进了各行各业的发展。

钱乙所处的年代，封建社会经济发展到了一个新的阶段，其繁荣程度可谓前所未有，具有世界意义的三大发明火药、指南针、活字印刷术，已应用于生产。其中，指南针的发明、航海事业的发达，都为中国与外界的文化和经济交流提供了便利条件。当时中国和南太平洋、中东、非洲、欧洲等 50 多个国家和地区通商，活字印刷术的发明和造纸业的发达，促进了文化的发展和科学技术的传播。这段时期，除海上贸易、造船业、造纸业、印刷业蓬勃发展外，农业、丝织业、制瓷业均有重大发展。南宋时期对南方的开发，也促使江南地区成为经济文化的中心。宋代科学技术的蓬勃发展，为医学的推广和提高创造了有利条件。

宋代多有文官精医，也为医学发展提供了有利条件。宋代重视文官，造成了大量文士，其中一部分文士进入了医学队伍，提高了医学队伍的文化水平。许多不是以医学为专业的文人，也纷纷从事医学方面的研究并著书立说。"不为良相，当为良医"，成为当时许多文人的选择，"儒医"便产生于此时期。全社会对医学的关注，使士人知医成为一时风尚，医学队伍的人员与知识结构随之发生了重大改变，无论对医学理论的发展，还是对临床经验的总结提高，都起到了重要的促进作用。

北宋时期，朝廷改进医事管理，设立翰林医官院，开设国家药局，发展医学教育，整理研究古代医籍，校订、刊印《黄帝内经》《难经》《针灸甲乙经》《伤寒论》《金匮要略》《金匮玉函经》《脉经》《诸病源候论》《千金要方》《千金翼方》和《外台秘要》等医学典籍并发行，以利于医书的广泛流传和运用。大型方书《太平圣惠方》《太平惠民和剂局方》《圣济总录》相继问世，标志着中国医学已发展到一个新的阶段。

在意识形态方面，北宋时期重视理学，理学较之魏晋玄学的空灵荒诞显得庄严实际，它再一次把思维的焦点转向人生。五行作为天理与万物的中介，重新引起人们的重视。宋人对五行的重视对钱乙学术思想形成也有重要影响。钱乙在继承《黄帝内经》五行思想的基础上，基于五行关系去阐发小儿的生理及病机。

此外，中医学自《伤寒论》成书以后，又经过了七八百年实践经验的积累，对疾病发生发展规律的认识、对治疗和处方用药规律的掌握都有了很大发展。早在宋代以前，中医儿科已有一定的发展。例如，隋代巢元方所著《诸病源候论》已列有小儿杂病诸候计3卷255候，对小儿护养，以及儿科疾病的病源、证候进行了深入的探讨。唐代孙思邈（581—682）在《千金要方》中，将妇孺列为卷首，认为"若无于小，卒不成大"，因此"先妇人小儿，后丈夫吾老"，呼吁社会对妇女、儿童应予重视。王焘《外台秘要》列有"小儿诸疾"86门；庞安时著《伤寒总病论》，对小儿伤寒、妊娠伤寒、暑病、斑痘等证都有新的阐发。这为钱乙在儿科学上的建树提供了理论支持和临床经验。

宋代革新思潮空前活跃，出现了许多著名的革新家，如王安石、范仲淹、欧阳修等，创立新学科，提出新见解。钱乙在革新思潮的影响下，成为首先创立儿科新学说的一位医学家。

综合而言，宋代以前中医学术得到了积淀与发展，钱乙所处历史时期政治稳定、经济繁荣、医学队伍充实，以及社会思潮影响、医学知识储备等各种因素，都为钱乙在儿科领域有所成就，提供了多方面的便利条件。

二、生平纪略

钱乙祖籍钱塘（今浙江杭州），祖先为五代十国时吴越王钱镠（852—932）的远亲。吴越王末主钱俶（929—988）降宋后，钱乙曾祖跟随北迁，定居于山东郓州（今山东郓城东平）。

关于钱乙的生平，目前尚存在争议。相关文献记载，主要有宋代刘跂《钱仲阳传》、《宋史·钱乙传》、《小儿斑疹备急方解》钱乙所书之跋言、《小儿药证直诀》阎孝忠所作序言，以及《四库全书总目提要》有关钱乙的记载等。据《宋史·钱乙传》记载，钱乙为"吴越王俶支属"，据考证，钱俶是吴越国建立者钱镠之孙，宋平江南，俶举兵策应，太平兴国三年降宋，但难于稽考钱乙曾祖钱赟是钱俶的近支还是远支。

关于钱乙的居里，《宋史·钱乙传》记载："祖从北迁，遂为郓州人。"《四库全书总目提要》曰："乙东平人。"阎孝忠在《小儿药证直诀·原序》中提到钱乙为汶上人。近代不少医学文献中，又称钱乙为郓城人。根据《东平州志》考证，自唐贞观八年（634）至宋金元时期，所称郓州均是指东平而言，故各"钱乙传"所言"遂为郓州人""因家于郓"，实际上均指东平。阎孝忠所说的汶上，为汶水之上之义，即东平地区。

　　关于钱乙的生卒年代，文献记载亦有出入。根据《钱仲阳传》作者刘跂的生卒年代推断，钱乙卒年应在刘跂卒年（北宋政和七年，即1117年）之前。刘跂，原籍河北东光人，后移居东平，元丰年间进士，与钱乙是同时代人。因此，刘跂《钱仲阳传》云："享年八十二岁，终于家。"当属可靠。《宋史》及《东平州志》《东平县志》均记载刘跂卒于宋政和末年，那么钱乙卒年应在刘跂卒年之前。

　　阎孝忠（一作季忠）所作《小儿药证直诀》序言中记载："余五六岁时病惊痫……皆仲阳拯之良愈，是时仲阳年尚少，不肯轻传其书，余家所传者，才十余方耳。大观初……而仲阳老矣，于亲旧间始得说证数十条，后六年又得杂方，盖晚年所得益妙。"此序言写于北宋宣和元年（1119），大观初年，即1107年，复指出"后六年又得杂方"，是钱乙晚年的医方。因此可知，北宋政和三年（1113）是钱乙的卒年。根据钱乙82岁寿命来推算他的生卒年限，便可推论其生卒年为1032—1113年，并可推论《四库全书总目提要》"乙在宣和间（1119—1125）以巫方氏《颅囟经》治小儿，甚著于时"的说法有误。

　　阎孝忠6岁时患"惊疮癖瘕"，蒙钱乙治愈，对钱乙颇为尊崇，珍藏家传钱乙方10余首。大观初年（1107），阎孝忠初为官时，于亲友间得钱乙关于病证的论述10条；后6年又获得钱乙晚年杂方若干首；至京师后又见到钱乙著作传本。但历次所得杂乱无章，各有得失，因而相互参校，重新编次，删其重复，正其讹谬，改其俚语，编成《小儿药证直诀》一书，于宣和元年（1119）刊行。

　　钱乙的著述很多，有《伤寒论指微》5卷、《婴孺卷》百篇、《钱乙小儿方》8卷、《小儿药证直诀》3卷。前三者已佚，后者由阎孝忠根据钱乙诊籍编辑而成。《小儿药证直诀》一书，集中了钱乙40余年的儿科经验，被

《四库全书》誉为"钱乙幼科冠绝一代"，为儿科学的发展做出了卓越的贡献。钱乙精通儿科，亦旁通其他各科，喜好方药，于本草尤邃，于医药学均有成就。

钱乙的一生大致可描述为：北宋明道元年（1032）出生。3岁时，父远游不归，母去世，钱乙寄养姑母家中，年长时随姑父吕氏学医。钱乙20多岁时已开业行医，30多岁时迎归家父，40岁左右始以《颅囟方》而声名渐起，50岁左右（元丰年间）因治愈当朝宋神宗的子女所患疾病有功而为翰林医官，继则提升为太医丞并赐紫衣金鱼袋。62岁时，即元祐癸酉年（1093）钱乙为董汲的著作写跋言。晚年左手足挛痹不用，于政和三年（1113）寿终家舍。宣和元年（1119），阎孝忠以晚辈身份，辑成《小儿药证直诀》刊行，并为之序。

钱乙在儿科学上有许多开创性的建树。首先，阐明了小儿生理特点及病机特点，并首创小儿五脏虚实辨证，提出心主惊、肝主风、脾主困、肺主喘、肾主虚的辨证纲领。治疗上，主张以中正平和为主，注重保护小儿脾胃；其组方独特巧妙、化裁精当，反对"痛击"，力戒妄攻蛮补，创制了一系列适合小儿生理及病机特点的方剂。钱乙的学术思想，对儿科乃至中医理论发展产生了深远的影响。

钱
乙

著作简介

　　《小儿药证直诀》是世界上现存最早的、较为完整而系统的、以原本形式保存下来的儿科专著。西方国家最早的几部儿科专著，于 15 世纪以后分别出现于意大利、德国、比利时等国。《小儿药证直诀》比意大利 Paolo Bagellardo 最早刊行于公元 1472 年的《儿科集》还早 351 年。

　　《小儿药证直诀》分上、中、下 3 卷。上卷记脉证治法，共 81 篇，包括"小儿脉法""变蒸""五脏所主""五脏病"等。其中，论述小儿生理、病机特点及各种常见疾病的辨证治疗，对疮疹、惊风、诸疳等儿科常见病证的辨察尤为详尽。其中有很多精辟的论述，如急慢惊风"阴阳异证"；诸疳皆为脾胃病；疮疹分为水疱、脓疱、斑、疹、变黑 5 种，分属于肝、肺、心、脾、肾五脏。其中，前 4 种相当于今之水痘、天花、斑疹、麻疹，早在 12 世纪即能对其进行鉴别，实属可贵。卷中记"尝所治病二十三证"，为钱乙临床验案。下卷为"诸方"，列钱乙所制方剂 120 余首，既有化裁精当的古方，也有独创巧妙的新方，如治疗小儿心热之"导赤散"、治疗肾虚之"地黄丸"等，都是佳效名方，至今仍为临床医生所常用。

　　《小儿药证直诀》集中体现了钱乙 40 余年的儿科学术经验，为儿科学的发展做出了突出贡献，因此，《四库全书总目提要》盛赞曰："钱乙幼科冠绝一代。"

钱乙

学术思想

自远古至宋，历代中医典籍中都有儿科方面的记载和论述。例如《史记·扁鹊仓公列传》云："扁鹊……入咸阳，闻秦人爱小儿，即为小儿医。"《五十二病方》中，有关于"婴儿病痫""婴儿瘛"的记述。《汉书·艺文志》中，载有"妇人婴儿方"19卷，是早期的妇儿科方书。《黄帝内经》论述了小儿生长发育、体质特点、先天因素致病、某些疾病的诊断及预后判断等。《诸病源候论》中，记载有小儿杂病诸候6卷。《千金要方》首列"少小婴孺方"2卷，将儿科病分为9门，详论其理、法、方、药。《小儿药证直诀》一书，承前启后，专门论述小儿生理、病机特点，辨证立法遣方，为中医儿科学奠定了基础。

一、学术渊源

刘跂在《钱仲阳传》中指出："乙始以《颅囟方》著山东。"清《四库全书总目提要》曰："乙在宣和间，以巫方氏《颅囟经》治小儿甚著于时。"可见钱乙学术思想的形成与《颅囟经》有直接的关系。《颅囟经》是我国已知最早的一部儿科专著，可惜原书已散佚，作者及成书年代难以考据，现有传本是明代《永乐大典》辑佚本的再传版本，故本书未对此书做深入研究。

除受《颅囟经》影响外，从《小儿药证直诀》的立论、方药中可以看出，钱乙学术思想的形成，与《黄帝内经》《伤寒论》《金匮要略》《神农本草经》《太平圣惠方》等典籍的影响也密不可分。钱乙在继承历代典籍学术思想的基础上，融入自己的见解和临证经验，创建了儿科辨证论治体系。

（一）继承《黄帝内经》五脏五行思想

《黄帝内经》是中医学理论的根基，各学术流派均在《黄帝内经》理论基础上发展而成。《小儿药证直诀》书中，同样闪烁着《黄帝内经》思想的光辉。《黄帝内经》五脏应时、五行五脏的理论，在《小儿药证直诀》中得以充分发挥。钱乙将五脏应时、五脏生克制化，灵活运用于五脏虚实辨证中，成为其五脏虚实辨证体系的重要组成部分。

脏气随着时空及自然环境的变化而变化，是脏腑的重要功能之一，是中医藏象学说的一个特点。《素问·脏气法时论》云："肝主春，足厥阴少阳主治……心主夏，手少阴太阳主治……脾主长夏，足太阴阳明主治……肺主秋，手太阴阳明主治……肾主冬，足少阴太阳主治。"五脏法四时五行，肝主东方春时，属木；心主南方夏时，属火；肺主西方秋时，属金；肾主北方冬时，属水；脾主中央长夏及四季属土。五脏主时，即言五脏功能，旺于所主之时。以肝为例，旺于春时，肝疏泄气血、敷布阳和、主人体生发之机等功能均旺于春，以适应春三月之发陈，适应生气淳化、万物以荣的自然环境。钱乙运用五脏应四时，判断脏气的衰旺，确定治疗法则，并以此判断疾病顺逆。如其在"五脏相胜轻重"一节中论应时之脏气该旺不旺，反被乘侮，治疗当补应时之脏气，同时泻其所不胜之脏。

《黄帝内经》中论五脏应时，不仅表现为五脏应四时，还包括五脏应一日之时。一日内早、中、晚，阴阳二气有不同变化，分别对应于不同脏腑。如《灵枢·顺气一日分为四时》指出："以一日分为四时，朝则为春，日中为夏，日入为秋，夜半为冬。"钱乙把一日分四时，按五行属性分主四脏。肝属木，木气之旺时为寅、卯、辰三个时辰；心属火，火气之旺时为巳、午、未三个时辰；肺属金，金气之旺时为申、酉、戌三个时辰；肾属水，水气当旺之时为亥、子、丑三个时辰。在小儿发搐治疗中，钱乙将早晨、日午、日晚、夜间，按其五行配属分主肝、心、肺、肾四脏，分析病情累及的脏腑，根据"补母脏泻本脏"的原则进行治疗。

此外，《黄帝内经》中还阐发了脏气随二十四节气变化的思想。《素问·六节藏象论》云："五日谓之候，三候谓之气，六气谓之时，四时谓之岁。"此言五日为五行一周之数，五天称作一候，三候十五天称作一个节气，六个节气是九十天，称作一时（即一季），四时称为一年。节气的更替会导致五行的盈虚，人亦应之。钱乙虽然没有明确提到具体的节气名称，但从其所述的时间推断，不难得出答案。如"夏秋吐泻"一节，即是以五月十五日、六月十五日、七月七日、八月十五日等时间节点，来判断小儿脏腑寒热，从而确定温补、凉泻的用药比例。

（二）汲取《伤寒论》的方药内容

《丹溪手镜》云："及宋钱乙、庞安常、许叔微迭兴。庞则囿于准绳尺寸之中，许则务在出奇而应变，其术皆本于仲景；惟钱深造仲景之阃奥，建为五脏之方，各随所宜用；谓肝有相火则有泻而无补，肾为真水则有补而无泻，可谓启《内经》之秘，惜其遗书散亡，出于阎孝忠之所集者，非乙之本真也。"从此段话中可得知，钱乙受张仲景影响而建立五脏虚实辨证纲领，并创制了五脏补泻诸方。钱乙著有《伤寒论指微》，惜此书已佚，难以知其全貌。但从《小儿药证直诀》用药仍可看出钱乙深受张仲景影响，钱乙所用方药多从《伤寒论》方药化裁而来。例如：

调中丸和温中丸，与《伤寒论》理中丸的药味组成相同，仅在姜、草用量和用法上有所变化。调中丸中甘草用量减半，温中丸用姜汁而不用干姜，旨在契合小儿脏腑柔弱之性。

钱乙改变《伤寒论》桔梗汤中的桔梗、甘草的用量而成甘桔汤，桔梗汤用桔梗一两、甘草二两，甘桔汤用桔梗二两、甘草一两。《伤寒论》桔梗汤，治少阴病咽痛，以及肺痿肺痛咳吐脓血者，具有泻热解毒、利咽止痛之效。《小儿药证直诀》甘桔汤，治肺热，重在开肺泄气，以散其热。

钱乙遣方用药，为符合小儿稚阴稚阳、脏腑柔弱的生理特点，去掉《金匮要略》八味肾气丸中温燥之桂枝、附子，化裁成柔润滋阴为主的六味地黄丸，治疗小儿胎怯、解颅、行迟、语迟等。

从《小儿药证直诀》一书的文风来看，可谓言简意赅、条分缕析、行文流畅，毫无晦涩之言，颇有张仲景行文之风。此书虽非出自钱乙之手，但已充分展示钱乙学术之概要。张仲景为后世诊治伤寒、杂病之典范，钱乙为后世儿科之鼻祖。

（三）化裁《太平圣惠方》诸方

《太平圣惠方》成书于公元 992 年，是北宋翰林医官院在广泛收集民间效方及各种方书的基础上，由王怀隐等人集体编写而成，成书比《小儿药证直诀》早 120 多年。其中辑有儿科病方剂，并有"急惊风""慢惊风"等称谓。《太平圣惠方》一书，对钱乙学术思想的影响最为明显，尤其是在方药方面，两书有很多相似之处。例如：

《小儿药证直诀·卷下·诸方》中，治小儿"疳渴，口疮"的龙粉丸，与《太平圣惠方》所载方药完全相同。治疗小儿疳瘦腹大的木香丸，是在《太平圣惠方》"治小儿气疳，腹胀烦热，大便难"槟榔丸的基础上加一味豆蔻而成。钱乙将《太平圣惠方》治小儿五脏羸瘦、毛发干黄、吃食不恒的雄黄丸，减去雄黄而为胡黄连丸，以治小儿肥热疳。

钱乙在采用《太平圣惠方》方剂时，处处注意小儿脏腑柔弱的特点，用药不蛮攻、不峻补。钱乙在变裁运用前人方药时，也充分体现了这一点。如去掉方中大辛大热之品，力求用药平正轻灵。钱乙还精研本草，对各种药物的"出生本末"及"物色名貌"都了如指掌，因而临床遣方用药时能够精细入微。

钱乙广征博采，取前人之精华，在中医经典理论及各家学术基础上，结合自己的临床实践，多有发挥，使《小儿药证直诀》的理法方药，更符合儿科临床实际。因此，阎孝忠评价钱乙"治小儿该括古今，又多自得"。

二、学术特色 🕊

（一）明确小儿生理及病机特点

小儿从初生到成年之间，处于不断生长发育的过程中，无论在形体、生理、病机等方面，都与成年人有所不同，年龄越小越显著。如《灵枢·逆顺肥瘦》云："婴儿者，其肉脆血少气弱。"《诸病源候论·卷四十五·小儿杂病诸候》云："小儿脏腑之气软弱，易虚易实。"钱乙在上述理论的启发下，经过临床实践，将临证中体会到的小儿"肌骨嫩怯""脏腑柔弱"等生理特点进行总结，提出小儿"五脏六腑，成而未全，全而未壮""脏腑柔弱，易虚易实，易寒易热"等。

1. 五脏六腑，成而未全，全而未壮

《小儿药证直诀·卷上·变蒸》云："小儿在母腹中，乃生骨气，五脏六腑，成而未全……全而未壮。"这是钱乙对小儿生理特点的概括。此言小儿出生后，虽脏腑、筋骨、肌肤等形体已具，但脏腑、五体及其生理功能未臻成熟，还处于稚阴稚阳阶段，五脏六腑之形与气都相对不足，尤其以肺、脾、肾三脏更为突出。小儿机体与成人有明显区别，尤其是乳幼儿更加突出，因而小儿疾病在诊治上也不同于成人。

受钱乙之论的启发，宋以后历代儿科医家，在小儿健康保育、疾病诊断、治疗、预防中，都密切关注小儿的生理特点，大大促进了儿科临床理论的发展。

2. 长生脏腑智意，长骨脉添精神

小儿生机蓬勃，发育迅速，从出生到成年一直处于旺盛的生长发育状态。在小儿生长发育过程中，五脏六腑、四肢百骸、五官皮毛、筋肉骨脉

等，以及精神、智慧、意识等，都在不断地变易，蒸蒸日上，逐渐向健全方面发展。

两岁以内的小儿，生长发育特别迅速，每隔一定的时间即有一定的变化，智慧逐渐增长，表情逐渐活泼，身体逐渐长高，筋骨逐渐强壮。钱乙将小儿时期快速生长发育的特点，概括为"长生脏腑智意"和"长骨脉添精神"（《小儿药证直诀·卷上·变蒸》）

3. 脏腑柔弱，易虚易实，易寒易热

《小儿药证直诀·原序》所言"脏腑柔弱，易虚易实，易寒易热"，是钱乙对小儿病机特点的概括。小儿脏腑娇嫩，形气未充，稚阴稚阳，形体和机能均较脆弱。小儿不仅容易发病，而且病后变化也较为迅速。因此，小儿病治疗要及时。同时，小儿脏气清灵，随拨随应，且病因单纯，少情志所伤，恰当的治疗与护理，疾病便迅速向愈。因而，小儿疾病治疗用轻清平和之药稍微点拨即可，不可滥用苦寒攻下或辛温燥烈之品；过用苦寒则易伤脾胃之阳而致虚寒，过用温补则易助火生热。

小儿处于不断生长发育的过程中，形体、生理、病机等方面都与成年人显著不同。因此，不能简单地把小儿看作成年人的缩影。了解小儿的生理、病机特点，对小儿的健康保育和疾病的诊断、治疗、预防等，都具有极其重要的意义。在小儿疾病用药上，钱乙提倡用药要中正平和，不可滥用大寒大温药，力戒妄攻误下，以免徒伤正气，导致生寒生热之变。

（二）创建五脏虚实辨证

钱乙在继承《黄帝内经》五脏五行、五脏病机，以及五脏虚实等理论基础上，结合《金匮要略》《千金要方》等典籍中有关脏腑病机的论述，以及小儿的证候特点，从五脏虚实入手，把惊、风、困、喘、虚等儿科常见病证，与五脏密切联系起来，创立了五脏辨证纲领。

1. 五脏各有所主

《小儿药证直诀·卷上·五脏病》云："肝病，哭叫，目直，呵欠，顿闷，项急。心病，多叫哭，惊悸，手足动摇，发热饮水。脾病，困睡，泄泻，不思饮食。肺病，闷乱哽气，长出气，气短喘息。肾病，无精光，畏明，体骨重。"详细阐述了肝、心、肺、脾、肾脏病的主要症状。

《小儿药证直诀·卷上·五脏所主》云："心主惊，实则叫哭，发热，饮水而搐；虚则卧而悸动不安。肝主风，实则目直，大叫，呵欠，项急，顿闷；虚则咬牙，多欠……脾主困，实则困睡，身热，饮水；虚则吐泻，生风。肺主喘，实则闷乱喘促，有饮水者，有不饮水者；虚则哽气，长出气。肾主虚，无实也。惟疮疹，肾实则变黑陷。"钱乙在以上论述中，提出了"心主惊""肝主风""脾主困""肺主喘""肾主虚"的五脏辨证纲领，并分别论述了五脏虚实所主病证之不同。此篇以五脏虚实为纲，从五脏虚、实二端对小儿常见疾病进行五脏归类，《五脏病》篇与《五脏所主》篇相互补充，使五脏辨证纲举目张，临床运用时心中了然。

五脏各有所主的病机理论，贯穿于《小儿药证直诀》全书，充分体现于钱乙所诊察的疾病中。从《小儿药证直诀》来看，所论五脏虚实病机有：肝旺，肝热，肝风；心热，心实，心虚热，心旺；肺热，肺旺，肺盛复有风冷，肺虚热，肺脏怯，肺亡津液，肺虚痰实；脾脏怯，脾脏虚，脾脏冷，脾气虚，脾微热，脾虚惊；肾虚，肾怯，肾热传于膀胱；脾肺受寒，脾胃虚损，热痰客于心胃，脾胃虚损，脾胃不和，脾胃虚，脾胃虚衰，胃中虚热，胃虚，胃气不和，胃冷虚，胃虚热，胃实热，胃冷等。但《小儿药证直诀》中，未论及大肠、小肠、胆、三焦等。在《小儿药证直诀》收载的近40种疾病中，大多数疾病与脏腑病变有关。

（1）脾主困

《黄帝内经》将脾的主要生理特点，高度概括为"脾主运化"，脾主运化是脾最基本的生理机能。与此相对，脾不健运则是脾的主要病机特点。钱乙强调小儿"脾胃虚"的特点，创立了"脾主困"的辨证纲领。

根据《辞源》解释，困，有困堵、窘迫、贫乏、困倦等含义。《小儿药证直诀·卷上·五脏所主》云："脾主困，实则困睡，身热饮水，虚则吐泻生风。""脾病，困睡泄泻，不思饮食。"钱乙所论，突出了"困"字，其所言"困"含脾为湿囿之义，属脾乏之象，对脾胃病的虚实特点做了高度概括。

"脾主困"，指脾受困、脾困顿之义，指脾胃运化水谷精微的功能受困，与脾不健运含义近似。脾胃一脏一腑，互为表里，又互相为用。胃为燥土，喜润而主司受纳；脾为湿土，喜温而主运化。脾胃为五脏六腑之枢，最忌困滞。故脾宜升，胃宜降。脾胃调和，气机条达，则运化有力而生津液、化气血，以充养全身。因此，脾贵健运，健脾以助运为要。

"脾主困"，是对脾因饮食不节、调摄不当而导致脾胃失去正常运化功能的概括，无论邪实或正虚影响到脾，均可能导致脾运失健，脾气疲惫，而呈现脾困之象。脾困则水谷精微运化失常，水湿内停，清浊升降失司，以致脘腹胀满、食少、便溏、身重、肢体浮肿等。脾主运化，主四肢。脾病运化失职，水湿停滞，故四肢困倦、嗜睡；脾失健运，水谷不化，故泄泻、不思饮食；脾湿化热，热蒸则身热而饮水。

脾主困，包括虚、实两方面。实证，包括食滞内阻，湿浊困脾，升降失常等；虚证，包括脾胃虚弱，运化失司。若湿热困脾，则倦怠多卧、身热饮水，用泻黄散清泻脾经之实热。脾气虚证，表现为食少、食后脘腹胀满、倦怠无力等。脾虚气陷，口渴便泻者，用白术散益气生津、升阳止泻；脾阳虚证，表现为脘腹冷痛、浮肿困倦，用调中丸、温中丸温中补虚。

"脾主困"作为脾胃的主要病机特点，包括脾胃燥湿、升降、运化诸方面失调引起的虚实变化，无论邪实或正虚，只要影响到脾，就会导致脾运失健、脾气疲惫，而呈现脾困之象。"脾主困"较好地概括了小儿脾胃病的病机特点，后世医家万密斋、王肯堂、薛己等，皆认可和运用"脾主困"的理论。

（2）肝主风

《素问·至真要大论》曰："诸暴强直，皆属于风……诸风掉眩，皆属于肝。"诸，泛指多数。风，指肝风，为内风，有别于六淫之一的外风。肝为风木之脏，多种风病，凡见肢体摇摆不定、头晕目眩，多属于肝。钱乙继承此理论，并明确提出"肝主风"。

《小儿药证直诀·卷上·五脏所主》云："主风，实则目直大叫，呵欠，项急，顿闷；虚则咬牙，多欠气。"《小儿药证直诀·卷上·五脏病》云："肝病，哭叫，目直，呵欠，顿闷，项急。"肝属木，主筋，其声呼，开窍于目。小儿真阴不足，柔不济刚，若受邪热，热极生风，风热相搏，筋脉拘挛，则发抽搐。故钱乙将肝病的主要证候特点概括为"风"。具有"风"之特点的病证，在小儿，多表现为惊风、抽搐、痉厥等。

肝在五行属木，在变动为风。目属肝，小儿肝常有余，肝热入目，目不能转视而直视；肝藏血而主筋，筋脉靠肝血滋养而柔韧强劲，肝热动风则颈项强直、抽搐；热伤阴液致肝阴不足，虚风内动，故见咬牙、欠气；肝有湿热，还可见发热、烦躁、顿闷等。

小儿惊风有虚、实之分。实风，因肝热炽盛，热灼筋脉，筋脉挛急而动风。肝热动风可发于气分，因气分高热淫及肝而动风；或发于营分，因营热淫及肝而动风；或因湿热阻滞，气血不通，筋脉失养而动风。表现为壮热、两目上视、四肢抽搐、颈项强直，甚则角弓反张、头晕胀痛，甚或神昏狂乱、四肢厥逆、舌干绛无苔、脉弦数等。

虚风，因肝肾阴亏，筋脉失养而拘挛动风。肝藏血、肾藏精，肝血和肾精相互化生，乙癸同源。肝肾阴虚，水不涵木，虚风内动，临床表现为：

不发热或低热，四肢厥逆，手指蠕动，甚或瘛疭，心中憺憺大动，舌光绛无苔，脉细等。

关于小儿惊风的治法，《小儿药证直诀·卷上·目内证》云："青者，肝热，泻青丸主之。浅淡者补之。"实风者，治疗宜用泻青丸清肝泄热以息风止痉；虚风者，治疗宜滋阴息风、补肾治肝、滋水涵木，用地黄丸补肝肾之阴。

（3）心主惊

《素问·灵兰秘典论》云："心者，君主之官，神明出焉。"心主神明，在人体生命活动中具有重要的作用。《小儿药证直诀·卷上·五脏所主》云："心主惊，实则叫哭发热，饮水而搐；虚则卧而悸动不安。""心病，多叫哭惊悸，手足动摇，发热饮水。"心属火，主神明，小儿神气怯弱，易遇大声骇异，或受邪热则心火内动，神不守舍，所以易发惊病。

钱乙把心病的主要证候特点概括为"惊"。小儿脏腑娇嫩，形气未充，心神怯弱。同时，心常有余，心受邪则心火亢盛，表现为身热、口渴饮水；邪热扰心，心神不宁，则惊叫啼哭、烦躁不安；热盛生风，则高热抽搐。

"惊"与"悸"密切相关。如眼看异物、耳听巨响，突受惊吓，以致心无所依，神无所主，则悸动不已。临床上心病所表现的一些神志病证，如惊悸、怔忡、失眠、多梦、心神不宁，或精神恍惚、哭笑无常，或烦躁妄动、精神昏乱等，都可以用"惊"来概括。

"心主惊"与热关系密切，心无热不惊。一是小儿受惊而发惊搐，乃因受惊后，心火上炎，火旺生风，进而导致突然高热抽搐，为小儿急惊风。如《小儿药证直诀·卷中·记尝所治病二十三证》云："本急惊后生大热，当先退其热，治以大黄丸、玉露散、惺惺丸，加以牛黄、龙、麝解之。"二是小儿或因孕母性情急躁，或喜食香辣燥热之品，导致火伏热郁，胎儿受气亦偏；出生后又吮母乳，内有蕴热，积热上炎，扰于心神；神明受扰，则惊叫啼哭、烦躁不安、手足动摇，常选用导赤散加黄连治疗。三是小儿或因受惊兼外感而见高热抽搐者，治以辛凉解表、清心平肝，可用大青膏息风止痉、清热化痰。

心主惊，若发热、渴饮、抽搐，火气有余之实证，治宜清心泻火，以抑上升之气火，可用泻心汤；若口中气温、心胸部热、避热就冷、俯卧、咬牙，是心火有余而心阴不足之实中夹虚证，宜清养心阴、利水导热，用导赤散；若见目淡红等阴虚血热又夹外邪者，可用生犀散；若面黄颊赤、身壮热、心神恍惚者，可用安神丸清热泻火、重坠镇怯，以泻其邪而补其脏。

（4）肺主喘

在诸脏腑中，肺位最高，故称"华盖"。肺居膈上，为脏腑之华盖，开窍于鼻，肺主气、司呼吸，主皮毛而为外卫，其经还循胃口，下络大肠。因肺叶娇嫩，不耐寒热，易被邪侵，故又称"娇脏"。

小儿脏腑娇嫩、腠理疏松，六淫、疫疠之邪从皮毛、口鼻而入，首先犯肺。肺病气机失利，则发为喘嗽，故曰"肺主喘"。肺主喘，一般而言，喘、咳、痰相兼，如咳嗽、咳痰、哮喘、短气等，都为肺失宣降的表现。

《小儿药证直诀·卷上·五脏所主》云："肺主喘，实则闷乱喘促，有饮水者，有不饮水者；虚则哽气，长出气。"《小儿药证直诀·卷上·五脏病》云："肺病，闷乱哽气，长出气，气短喘息。"肺主皮毛，凡外感风热或风寒之邪入侵，必首先犯肺；肺为邪束，则宣降失司。肺气上逆，则咳嗽气喘；若痰热壅阻，肺气闭塞，则可见喘满闷乱，故言"实则闷乱喘促"。肺虚则气不足，故气短喘息，咳而哽气，时时叹息长出气；肺热伤津，故口渴饮水。

肺主喘，若感受外邪，或肺热内盛，则见胸闷气促而喘、口渴（或不渴）的肺实证，治当散邪清肺。泻白散泻肺清热，治壮热饮水喘闷而无表证之肺实证；甘桔汤开泄肺热，治小儿用手掐眉目鼻面之肺热证。此二方均用于肺经热证，但一从里泄，一从外散，有对峙之义。若短气喘息，吸少呼多的肺经虚证，治当补气益肺。阿胶散养阴清肺平喘，治肺虚有火，表现为气粗、喘促者。

（5）肾主虚

《灵枢·决气》云："两神相搏，合而成形，常先身生，是谓精。"《灵枢·经脉》云："人始生，先成精，精成而脑髓生，骨为干，脉为营，筋为刚，肉为墙，皮肤坚而毛发长。"肾为先天之本，肾居下焦，为阴中之阴脏，封藏、贮存精气。肾所藏之精，既包括先天之精，又包括后天之精。父母"两神相搏"之精，以及由先天之精化生的先天之气皆藏于肾，先身而生，是后天脏腑形成及人体生长发育的动力。

《小儿药证直诀·卷上·五脏所主》云："肾主虚，无实也。惟疮疹，肾实则变黑陷。"《小儿药证直诀·卷上·五脏病》云："肾病，无精光畏明，体骨重。"《小儿药证直诀·卷上·肾虚》云："肾气不足，则下窜，盖骨重，惟欲坠于下而缩身。"肾属水，为人身真精元气之所在，其脉在尺。小儿因胎气不盛，先天之精不足，故肾常虚。肾虚，精气不能上注于目，则目无精光，畏明；肾虚，精气不足，不能充养骨髓，故骨重不支，欲下坠缩身；肾主骨，肾虚者，骨髓不满，儿必畏寒，多为五软五迟之病。肾之液为血，其华在发，肾虚则发稀不黑。肾开窍于耳，肾虚则耳薄，热则耳中出脓。肾又开窍于二阴，肾热则大小便不通，肾冷则小便下如米泔。因此，钱乙指出"肾主虚，无实也"。

"肾主虚"，既阐明了肾病病机，又阐明了肾病的证候特点。在五脏辨证中，肾病之证候以虚证居多，如肾阳虚证、肾气虚证、肾精不足证、肾气不固证、肾虚水泛证等。"肾主虚"是肾病证候的主要特点。

肾虚常见两目无神、畏光、面色㿠白、骨弱、行迟齿迟、囟门迟合、头大额方、病后失音等症，宜地黄丸补益肾阴。疮疹黑陷是肾虚而邪气实，即本虚标实，先用百祥丸泻肾中实热，尔后用地黄丸补肾中之真水。

总之，钱乙提出的五脏所主理论，言简意深，提纲挈领，颇有创见。其以五脏为基础，将肝、心、脾、肺、肾五脏的主要证候特点概括为"风、惊、困、喘、虚"，并在此基础上进一步辨别其寒热虚实；钱乙在辨别五脏主病的同时，注重脏腑之间的相互生克制化关系，以及天时对五脏气之盛衰的影响，以此来判断疾病的病因病机，判断疾病病情轻重、预后顺逆，确定治疗法则。

2. 五脏相胜轻重

五行学说应用于中医学，成为中医理论体系的重要组成部分。五行学说强调五行之间存在着有序的"相生"和"相克"的关系，而且认为生克必须有制（限度），才能达到生化不息的动态平衡。

钱乙重视五脏虚实的辨别，同时重视五脏之间的生克制化关系在疾病发生发展中的作用。钱乙用五脏相胜轻重判断病情发展、确定治疗法则。如《小儿药证直诀·卷上·五脏相胜轻重》云："肝病见秋，木旺肝强胜肺，当补肺泻肝。轻者肝病退，重者唇白而死。肺病见春，金旺，肺胜肝，当泻肺。轻者肺病退，重者目淡青，必发惊，更有赤者，当搐，为肝怯，当目淡青色也。心病见冬，火旺，心强胜肾，当补肾治心。轻者病退，重者下窜不语，肾虚怯也。肾病见夏，水胜火，肾胜心也，当治肾，轻者病退，重者悸动，当搐也。脾病见四旁，仿此治之。"以肝与肺关系为例，肺病见春，肝气通于春，本应肝气旺，反见肺病，可见肝气衰弱，肺金乘肝木，故治疗当泻肺。病情轻者，泻肺治疗后肺病退而愈；病情重者，因肝气虚，肺金克肝木，肝气更虚，肝虚极，筋失濡养，致虚风内动，因属虚风故目呈淡青色。其他余脏，同此推理。

钱乙用五脏相胜轻重判断预后，指出"顺者易治，逆者难治"。如《小儿药证直诀·卷上·五脏所主》云:"更当别虚实证。假如肺病又见肝证,咬牙多哈欠者,易治,肝虚不能胜肺故也。若目直大叫哭,项急顿闷者,难治。盖肺久病则虚冷,肝强实而反胜肺也。视病之新久虚实,虚则补母,实则泻子。"按照五行相生相克关系,金克木,肺病时见咬牙哈欠等肝虚之证,说明肝木侮肺金之力尚不甚,故易治;若见肝实之证,肝木侮肺金,肺气本虚,又遭肝木反侮,故难治。

以上仅为钱乙运用五脏生克制化诊治小儿疾病之例。在《小儿药证直诀》中有多处记载,体现了钱乙基于五行生克乘侮关系推求病机、判断病情轻重缓急以及推测预后的的学术思想。以五行学说来阐释五脏之间的病变影响及相互传变,可表现为相生异常和相克异常等方面。

后世也有医家对钱乙临床运用五脏相胜轻重的治疗原则持否定态度。如张山雷对"五脏相胜轻重"一节笺正所言:"此节以五行生克推测,最是浮泛,要之凡有病症,须得见症论治,空言生克,最是下乘,究竟自唐以前,尚未有此恶习,而宋代实开其端。"(《小儿药证直诀笺正》)

3. 五脏分主于时

钱乙重视五脏之间的相生相克关系,并用五行思想指导五脏辨证,但并非机械套用五行生克模式。钱乙运用五脏辨证的同时,亦关注人体与外界天时四气变化相应,强调天时气候因素对小儿生理、病机的影响。

五脏应四时,脏气旺盛于其所通应的时令。肝为阴中之少阳,其性属木,通于春气;心为阳中之太阳,其性属火,通于夏气;脾为至阴,其性属土,通于长夏之气;肺为阳中之少阴,其性属金,通于秋气;肾为阳中之太阴,其性属水,通于冬气。人体脏腑之气,不仅随一年四时之气变化而变,一天不同时辰脏腑之气也有不同变化。如《灵枢·顺气一日分为四时》云:"以一日分为四时,朝则为春,日中为夏,日入为秋,夜半为冬。"一日之内也可对应于四季分为四个时段,在不同时段人体阴阳之气随天地变化而有相应的变化。

历代医家继承了《黄帝内经》五脏应时的思想，多从五脏五行休旺角度阐发，即某脏病在所旺之季随脏气盛而好转，在囚、死之季则加重不治。如肝气通于木，旺于春季，肝病在春季则好转；金克木，肝病在秋季则受金气肃杀而难治。钱乙继承并发挥了五脏应时的思想，除阐发五脏应时、脏气衰旺之外，还从另外一个角度阐发了五脏应时，应时之脏脏气虚怯，被其所胜之脏反侮的治疗及预后情况。

（1）治则应四时而异

钱乙在基于五脏生克制化，判断疾病病情轻重和预后转归中，将五脏与四时阴阳紧密联系起来，以此判断五脏之气的盛衰。在五脏应时与疾病发展预后的判断方面，钱乙没有沿袭惯用的应时之脏及脏气旺盛克所胜之脏发病的理论，而是从五脏之气在其所主时令不旺，反易受其他脏气制约的角度出发，应用五脏应时理论诊治疾病。即应时之脏，本应脏气旺盛，但因脏气本身虚怯，致其所胜之脏因脏气旺盛而反侮此脏。因而，在治疗时须补应时脏气之虚，同时泻其所胜之脏旺盛之脏气。

以肝病为例，《小儿药证直诀·卷上·五脏相胜轻重》云："肝病见秋，木旺肝强胜肺也。当补肺泻肝。轻者肝病退，重者唇白而死。"《小儿药证直诀·卷上·肝病胜肺》："肝病秋见，肝强胜肺，肺怯不能胜肝，当补脾肺治肝。益脾者，母令子实故也。补脾，益黄散；治肝，泻青丸主之。"肝病出现于秋季，此时肺金主令，肺气本应旺盛，但肺气虚怯，肝木反侮肺金，治疗当补肺同时泻肝。病情轻者则病退，若治疗后不见起色，说明肺气即使在主令之时亦极虚，补肺泻肝已无效。肺色白，肺脏色现而亡，故唇白而死。对于肺气虚极被肝木反侮病证的治疗，除了补肺气以平肝气，泻木泻肝实外，同时可以配合补脾土以培金。

在《小儿药证直诀》中，还有关于其他脏腑相关乘侮病证的分析。如

《小儿药证直诀·卷上·五脏相胜轻重》云："肺病见春，金旺，肺胜肝，当泻肺。轻者肺病退，重者目淡青，必发惊，更有赤者当搐。心病见冬，火旺，心强胜肾，当补肾治心。轻者病退，重者下窜不语。肾虚怯也。肾病见夏，水胜火，肾胜心也，当治肾。轻者病退，重者悸动当搐。脾病见四旁，仿此治之。顺者易治，逆者难治。"完整而系统地论述了钱乙基于五脏生克制化，结合五脏主时理论，分析小儿五脏病机的理论及方法。

（2）病机随一日之时而变

钱乙根据小儿惊风发搐的时间及发搐的症状，推断脏腑病机，论述相应治法。如《小儿药证直诀·卷上·早晨发搐》云："因潮热，寅、卯、辰时身体壮热……此肝旺，当补肾治肝也。""因潮热，巳、午、未时发搐……此心旺也，当补肝治心。""因潮热，申、酉、戌时不甚搐而喘……是肺旺，当补脾治心肝。""因潮热，亥、子、丑时不甚搐……当补脾治心。"钱乙论及一日十二时辰分属于不同脏腑。寅、卯、辰，肝主时，肝旺；巳、午、未，心主时，心旺；申、酉、戌，肺主时，肺旺；亥、子、丑，肾主时，肾旺。寅、卯、辰，乃木气之旺时，肝属木，肝旺生风，是生发之气太过，水不涵木而风动发搐，故补肾水以滋水涵木，泻肝木以息风。巳、午、未，火气之旺时，心属火，火旺生风，是长养之气太过，水不济火，心火热盛动风发搐。故通过补肾水以滋水涵木，泻心火引火下行，凉肝以平息风火。申、酉、戌，金气之旺时，肺属金，肺气旺的惊风，是燥金之气太过，乃脾气不能散津以滋肺气，肺金不胜肝木，肝木亢盛反助心火以刑金，故成风火燎原之势而发搐。故补脾以助肺之化源，并泻肝木、泻心火，则肺得清肃而能制木，风火平息而搐止。亥、子、丑，水气之旺时，肾属水，寒水盛而生风，乃脾不制水，水邪上泛为痰，痰与食积之热相合，痰热内蕴，以致惊风发搐，此发搐非外风所致，乃内生风动。故补脾以制水，泻心导热从小便外泄，凉肝以平息肝风。

五脏衰旺与时辰对应关系，见表1。

表1　五脏衰旺与时辰对应关系

五脏主时	一日时辰	五脏衰旺	五脏补泻
肝主时	寅、卯、辰（早晨）	肝旺	补肾治肝
心主时	巳、午、未（日午）	心旺	补肝治心
肺主时	申、酉、戌（日晚）	肺旺	补脾治心、肝
肾主时	亥、子、丑（夜间）	肾旺	补脾治心

（3）节气不同治亦不同

《小儿药证直诀·卷上·疮疹候》曰："凡疮疹若出，辨视轻重。""更看时月轻重：大抵疮疹属阳，出则为顺，故春夏病为顺，秋冬病为逆。"此言从四时人体阴阳消长变化，判断疮疹时月轻重之理。《小儿药证直诀·卷上·论夏秋吐泻》云："五月十五日以后，吐泻，身壮热，此热也。小儿脏腑十分中有九分热也，玉露散主之。六月十五日以后，吐泻，身温似热，脏腑六分热四分冷也……食前少服益黄散，食后多服玉露散。七月七日以后，吐泻，身温凉，三分热七分冷也……食前多服益黄散，食后少服玉露散。八月十五日以后，吐泻，身冷无阳也。当补脾，益黄散主之。不可下也。"

二十四节气中，有几个重要时段：夏至阳极而生阴，冬至阴极而生阳，二至为阴阳郁极而动之日。春分、秋分平分阴阳，立春、立夏、立秋、立冬为四时更替之始。从时间上看，五月十五日为立夏后小满前，人体阳气随天时变化，阳气逐渐盛满，此时人体阳气最为旺盛，脏腑热盛寒少，九分热，一分寒；六月十五日以后，为芒种后夏至前；夏至者，夏之极也，阳之极也，阳热至极而一阴始生，此时人体阳气宣散于外，中气不足，故腹泻为热偏盛，夹有寒；七月七日后，为小暑之后，天地之间一片炎热，而此时人体因中焦阳气逐渐升浮于外而中阳渐弱，脏腑热少寒多；八月十五日以后，为立秋后处暑前，立秋标志夏秋季节的更替，阴气渐生，故脏腑寒多热少。

　　治疗用药与时间相应。钱乙在用药上也有其独到见解。如《小儿药证直诀·卷上·虚羸》云："脾胃不和，不能食乳，致肌瘦……此冷热虚羸也。冷者，木香丸主之。夏月不可服，如有证则少服之。热者，胡黄连丸主之。冬月不可服，如有证则少服之。"用药同样顺应季节时辰的变化，如木香丸治虚冷疳，药性温热，夏日气候炎热，故不可多服；胡黄连丸治肥热疳，药性寒凉，冬日气候寒冷，故不可多服寒凉。

　　五脏寒热与时令节气关系，见表2。

表2　五脏寒热与时令节气

日期	节气	阴阳变化	脏腑寒热
五月十五日以后	立夏后小满前	人体阳气盛满，脏腑热多寒少	脏腑热盛寒少，九分热，一分寒
六月十五日以后	芒种后夏至前	人体阳气宣散于外，中气不足，故此时腹泻为热偏盛，夹有寒	脏腑六分热四分冷
七月七日以后	小暑之后	天地炎热，人体中焦阳气升浮于外，中阳渐弱，脏腑热少寒多	三分热七分冷
八月十五日以后	立秋后处暑前	阴气渐生，脏腑寒多热少	身冷无阳

　　五脏虚实辨证，是《小儿药证直诀》的重要内容，也是全书的辨证总纲。钱乙创建了五脏虚实辨证体系，这个辨证体系不仅论及五脏虚实辨证纲领和五脏虚实病证主要证候特点，并有五脏虚实补泻的具体治法用方。

钱乙创建的五脏虚实辨证，对后世脏腑辨证体系的发展影响深远。

（三）重视后天脾胃

1. 脾胃虚弱诸邪生

宋代初期，因缺乏对小儿生理、病机的正确认识，不辨虚实寒热，妄攻误下，或滥用刚燥克伐之剂，造成小儿脾胃受伤，产生诸多坏证、误证。钱乙对此痛心疾首，因而在小儿疾病治疗中，十分注意对后天脾胃的调护。

小儿体属"纯阳"，生机旺盛，发育迅速；脾胃是后天之本，气血生化之源。小儿出生后，完全依赖脾胃运化水谷化生气血，而脾胃运化功能又尚未健全；又因小儿饮食不知自我节制，寒温不能自调，或病后峻攻，大吐泻均可伤及脾胃。脾胃虚弱，化源不足，机体亏虚，百病始生。

重视脾胃在小儿生长、发育及疾病中的重要作用，是钱乙脾胃学术思想的重要内容之一。钱乙对小儿脾胃病机特点，以及小儿脾胃在发病中的重要作用，进行了精要的概括，提出"脾胃虚弱，四肢不举，诸邪遂生"及"脾主困"的观点。其在《小儿药证直诀》中，也多次阐述小儿"脾脏怯""胃怯""脾脏虚怯""脾脏虚""脾胃虚"等脾胃病机理论。

2. 内伤多从脾胃治

小儿内伤尤以脾胃病居多，虚证多，实证少。在论治方面，钱乙认为调治脾胃不仅可以治疗小儿脾胃病，而且其他许多非脾胃疾病也可以从调治脾胃入手，脾胃健运，元气充沛，诸病会随之而愈。钱乙不仅对吐泻、伤食、腹胀、积、疳、慢惊、虫症、虚赢、黄疸等病从脾胃论治，而且还认为疮疹、咳嗽、夜啼、肿病等也与脾胃相关，也可从脾胃论治。

钱乙认为，黄疸由"胃热""胃怯"所致。小儿黄疸表现为"一身尽黄""身皮、目皆黄""自生而身黄""面黄腹大，食土，渴者""淡黄兼白"等。前三者，属湿热蕴蒸之黄，后二者属气虚血少之黄，均与中土不足，敷布失职，生化无权有关。胃热所致的黄疸，实则为湿热熏蒸脾胃所致，治宜清热利湿；胃怯所致的黄疸为虚黄，治宜用七味白术散调补脾胃。

小儿虚羸，是"脾胃不和，不能食乳致肌瘦；亦因大病或吐泻后，脾胃尚弱，不能传化谷气"所致。治宜补益脾胃，采用补脾之剂，如白术散、益黄散。疳证"皆脾胃病，亡津液之所作也"，治疗"当生津液，白术散主之"。脾虚生风成慢惊者，因病后，或吐泻脾胃虚损，津伤所致，故治宜温补。温补脾胃，以保证气血生化有源。白术散，具有健脾益气之功。

咳嗽一症，虽属肺病，钱乙也从脾论治。如小儿脾虚不运，湿聚成痰，痰贮于肺，失其宣肃而发生咳嗽痰盛之证，初病以"葶苈丸下之"，久病"先实脾，后以褊银丸微下之"。小儿夜啼，钱乙认为有因寒因惊之分，寒者系"脾脏冷而痛也"，此因脾经受寒而发，可用温中药以温里散寒。至于虫痛、肿病、喘等，亦归于"本怯""胃虚冷""脾胃虚"所致，对此类疾病的治疗，钱乙亦多主以健脾和胃之法。

"实脾""调中"是钱乙治疗小儿病的根本大法。在具体疾病的治疗中，钱乙往往会结合病情的邪正虚实，决定先祛邪后调理脾胃扶正，还是先调理脾胃扶正而后祛邪。

钱乙把调治脾胃当成治疗诸多疾病的关键，从而扩大了调治脾胃病于临床证治中的范围，并发明了很多脾胃并治方法，创立了多首调治脾胃寒热虚实的著名方剂。通观《小儿药证直诀》全文，上篇载脉证81条，其中44条论及脾胃，脾虚者36处，实者8处；中篇载所治病证23条，从脾论治12例，兼治脾者3例，其中11例属脾虚寒。《小儿药证直诀》中，记载不治证12种，因脾胃衰弱不治者4种。所举治案仅2例死案，其中1例即因脾胃之气衰败而致；卷下"诸方"中，共载方剂120首，其中能调治脾胃的方剂就有65首。

（四）主张肾虚实兼备

自钱乙提出"肾主虚，无实也"的观点，不少医家多宗之。如王好古《汤液本草》云："肾本无实，不可泻。"经过薛己、赵养葵等温补肾命派的发挥，肾有虚证无实证之风大倡，钱乙甚至被奉为"肾无实证说"之鼻祖。应该说，把钱乙"肾主虚，无实也"的观点，理解成肾脏只有虚证无实证，这种认识也是片面的。五脏皆有虚实之分，这是钱乙五脏辨证的特点之一。"心主惊""肝主风""脾主困""肺主喘""肾主虚，无实也"，为钱乙五脏所主病证的纲要。钱乙在《小儿药证直诀·卷上·五脏所主》中，阐述了心、肝、脾、肺、肾皆有虚实之分的观点："心主惊，实则叫哭，发热，饮水而摇；虚则卧而悸动不安。肝主风，实则目直，大叫，呵欠，项急，顿闷；虚则咬牙，多欠气……脾主困，实则困睡，身热，饮水；虚则吐泻，生风。肺主喘，实则闷乱喘促，有饮水者，有不饮水者；虚则哽气，长出气。肾主虚，无实也。惟疮疹，肾实则变黑陷。"

钱乙对心、肝、脾、肺虚实证一一进行了分析，在分析肾之虚实时，没有采用对其他四脏的论述方式，仅精炼地提出"肾主虚，无实也"。但随后补充到"惟疮疹，肾实则变黑陷"，似乎正为消除后人的误解而写。揣度误解钱乙之意的原因，还在于对"主"的理解，"主"应理解为"常常主""一般主"，而不是"绝对主""一定主"之义。"肾主虚，无实也"，其本意是肾常主虚证，较少主肾实证，但不是无肾实证。此意可从钱乙的论述中得到印证。如《小儿药证直诀·卷下·诸方》："盖小儿肾之一脏常主虚，不可令受热毒，攻及肾脏，伤乎筋骨。"此"肾主虚"，即为"肾常主虚"之义。

钱乙关于小儿"肾虚"的观点，是得到后人认同的。其书中列有"肾虚"专论，如《小儿药证直诀·卷上·肾虚》云："儿本虚怯，由胎气不成……或有因病而致肾虚者，非也……肾水，阴也。肾虚则畏明，皆宜补肾，地黄丸主之。"其他有关肾虚的散在论述，有"年大而囟不合""目无精光、畏明"等。但肾实证在《小儿药证直诀》一书中的确也有记载。

关于肾实证，钱乙指出热毒犯肾可出现疮疹黑陷的危候。其云："若疮黑陷，而耳尻反热者，为逆也。""归肾而变黑者，难治也。"为何难治？"肾气大旺，脾虚不能制故也"。热毒炽盛，疮毒内陷于肾致肾实证，故钱乙言"肾气大旺"，邪气盛则实，故钱乙用百祥丸峻泻肾经热毒，而不用地黄丸大济肾水。除此之外，钱乙还指出"水肿而喘"是水邪犯肾、肾病及肺的肾肺两实证。

肾实证并非钱乙杜撰，早在《黄帝内经》中，已明确指出肾之为病有虚实之分，并对其实性病证有较为详细的论述。如《灵枢·本神》云："肾气虚则厥，实则胀。"《灵枢·五邪》云："邪在肾，则病骨痛，阴痹。阴痹者，按之而不得，腹胀，腰痛，大便难，肩、背、颈、项痛，时眩。"《灵枢·淫邪发梦》云："肾气盛，则梦腰脊两解不属。"由上可见，《黄帝内经》中也有类似肾实的记载。

隋代巢元方《诸病源候论·卷十五·五脏六腑病诸候》中，更加具体地描述了肾气实的证候，并阐明肾实宜泻的治疗原则。其云："肾气盛为志有余，则病腹胀，飧泄，体肿，喘咳，汗出憎风，面目黑，小便黄，是为肾气实也，则宜泻之。"唐代孙思邈《千金要方》对肾实证的诊治有更加明确而具体的论述。如《千金要方·卷十九·肾脏门》中，专门论述了肾实热证候及其方治。其云："病苦舌燥咽肿，心烦咽干，胸胁时痛，喘咳汗出，小腹胀满，腰背强急，体重骨热，小便黄赤，好怒好忘，足下热痛，四肢黑，耳聋……苦痹，身热心痛，脊胁相引痛，足热逆烦，名曰肾实热也。"同时，还附有泻肾清热之汤方。当时，关于肾实证的辨证施治，已经有比较具体的认识。

钱乙提出"肾主虚，无实也"，并无彻底否认肾实之义，旨在强调肾为先天之本，对小儿生长发育的重要性。肾本身易虚、多虚、少实，故钱乙强调"肾主虚"。《小儿药证直诀·卷上·五脏所主》云："肾主虚，无实也。惟疮疹，肾实则变黑陷。"这是钱乙儿科临证中对肾脏病变的概括。肾气不足是小儿内伤病的重要因素，故钱乙将龟背、龟胸、行迟、语迟、肾怯失音、解颅等病均从肾调治。

在《小儿药证直诀》中，钱乙并没有过多讨论肾脏方面的疾病，其中直接论述的只有 3 条："儿本虚怯，由胎气不成，则神不足……肾水，阴也，肾虚则畏明，皆宜补肾，地黄丸主之"，"年大儿囟不合，肾气不成也。常必少笑，更有目白睛多……余见肾虚"，"病吐泻及大病后……当补肾地黄丸主之，失音乃猝病耳"。卷下记载的补益肾脏的方药也只有地黄丸一方，以柔润之品滋阴补液以治疗小儿病从热化伤阴之证。

（五）指出变蒸为生理现象

变蒸，变者，变其情智，发其聪明；蒸者，蒸其血脉，长其百骸。变蒸是古代医家阐述婴幼儿生长发育规律的一种学说。前人认为，两岁以内的小儿，生长发育特别迅速，每隔一定的时间，即有一定的变化，智慧逐渐增长，表情逐渐活泼，身体逐渐长高，筋骨逐渐强壮。在此期间有一个生长和迅速发育的过程，针对这种过程，前人提出了"变蒸"学说。

变蒸的日数，是从出生之日算起，32 日为一变，64 日再变，变且蒸。即两变一蒸，合 320 日为十变五小蒸。小蒸之后日大蒸，前两个大蒸各为 64 日，第三个大蒸为 128 日，计 256 日三大蒸，合计 576 日，约 1 岁零 7 个月左右，变蒸完毕。小儿在变蒸过程中，形体不断地成长，其脏腑功能不断地成熟完善，形与神协调发展。

变蒸一说，最早见于西晋王叔和《脉经·平小儿杂病证》。其云："小儿是其日数应变蒸之时，身热而脉乱，汗不出，不欲食，食辄吐哯者，脉乱无苦也。"历代医家对于"变蒸"学说，有两种不同的意见：一种认为是生理现象，一种认为是病变表现。

隋代巢元方《诸病源候论·卷四十五·变蒸候》云："小儿变蒸者，以长血气也。"又云："若非变蒸，身热、耳热、髋亦热，此乃为他病，可为余治。审是变蒸，不得为余治。"唐代孙思邈《千金要方·卷五·少小婴孺方》云："大小蒸都毕乃成人。小儿所以变蒸者，是荣其血脉，改其五脏，故一变竟辄觉情态有异。"他主张"审是变蒸，不得为余治"。明代万全《幼科发挥·变蒸》云："变蒸非病也，乃儿生长之次第也。儿生之后，凡三十二日一变，变则发热、昏睡不乳，似病非病也。恐人不知，误疑为热而汗下之，诛罚太过，名曰大惑。或误以变蒸得于胎病者。"

明代张景岳，则对变蒸另有看法。如《景岳全书·卷四十一·小儿则》云："又如小儿之病与不病，余所见所治者，盖亦不少，凡属违和，则不因外感，必以内伤，初未闻有无因而病者，岂真变蒸之谓耶！又见保护得宜，而自生至长，毫无疾痛者不少，抑又何也？虽有暗变之说，终亦不能信然！"张景岳认为，小儿生病不是外感便是内伤所致，没有真变蒸一说，暗变之说亦不可信。还有很多医家，如万密斋、虞抟等，都对变蒸发表了自己的见解。总结历代医家对变蒸的观点，其中，师巫《颅囟经》、巢元方《诸病源候论》、孙思邈《千金要方》、陈文中《小儿病源方解》、王肯堂《证治准绳·幼科》、万密斋《幼科发挥》、虞抟《医学正传》、吴谦《幼科心法要诀》、夏禹铸《幼科铁镜》、张山雷《小儿药证直诀笺正》等，持认同观点；张景岳《景岳全书·卷四十一·小儿则》、陈复正《幼幼集成》等，持反对观点。

《小儿药证直诀》中，钱乙列有专篇讨论"变蒸"。如《小儿药证直诀·卷上·脉证治法》云："小儿在母腹中，乃生骨气，五脏六腑，成而未全。自生之后，即长骨脉，五脏六腑之神智也。变者，易也。又生变蒸者，自内而长，自下而上，又身热，故以生之日后，三十二日一变。变每毕，即情性有异于前。何者？长生腑脏智意故也。"变，变易，指人体的形态与机能都在不断地变易；蒸，蒸蒸日上，指小儿向健全方面蒸蒸日上。变蒸，指小儿在生长发育过程中，五脏六腑、四肢百骸、五官皮毛、筋肉骨脉，及神智、性情等，都在不断地变易。蒸蒸日上，指逐渐向健全方面发展。钱乙的变蒸论肯定了小儿变蒸现象，认为变蒸是小儿生长发育过程中生理方面的自然现象，而非病变状态。

钱乙在《小儿药证直诀·卷上·变蒸》中记载了小儿变蒸与脏腑生长发育的对应关系。如云："故初三十二日一变，生肾志；六十四日再变，生膀胱，其发耳与尻冷。肾与膀胱俱主于水，水数一，故先变。生之九十六日三变，生心喜；一百二十八日四变，生小肠，其发汗出而微凉。心为火，火数二。一百六十日五变，生肝哭；一百九十二日六变，生胆，其发目不开而赤。肝主木，木数三。二百二十四日七变，生肺声；二百五十六日八变，生大肠，其发肤热而汗或不汗。肺属金，金数四。二百八十八日九变，生脾智；三百二十日十变，生胃，其发不食，肠痛而吐乳。"在整个变蒸过程中，脏腑功能随之变化，小儿全身的机能与形态日趋健全。同时，钱乙还认为在变蒸过程中，可能会出现一些如发热、怕冷、汗出、呕吐、烦躁哭闹等或轻或重的不适症状，轻者不必用药，只要静卧调护即可；重者可以用药治疗，但不可深治太过。

钱乙所论变蒸学说，揭示的婴幼儿生长发育规律是符合实际的。对于认识小儿的生长发育特点、研究当代儿童的生长发育规律，有着重要的借鉴价值。应该说，变蒸学说具有一定的现实意义。变蒸学说揭示的婴幼儿生长发育规律是：①小儿生长发育，在婴幼儿时期最快；②婴幼儿生长发育，是一个连续不断的变化过程；③每经过一定的时间周期，显示出显著的生长发育变化；④在小儿周期性生长发育显著变化中，形与神是相应发育、同步发展的；⑤变蒸周期是逐步延长的，显示婴幼儿生长发育随着年龄增长而逐步减慢；⑥一定年龄（576 日）后，不再有变蒸，小儿生长发育趋于平缓。

（六）重视望诊

小儿之病，古人谓之哑科，以其言语不能通，病情不易测。古谚曰：宁治十男子，莫治一妇人；宁治十妇人，莫治一小儿。此言诊治小儿病之难。阎孝忠在整理钱乙书稿时，总结了小儿辨证五难：其一，自六岁以下，《黄帝内经》不载其说，无经可据；其二，小儿脉微难见，诊察时又多惊啼哭闹，影响气息脉象而难于审定；其三，小儿骨气未成，形声未正，悲啼喜笑，变态无常，靠望诊了解病情也有困难；其四，小儿尚不能言，言也未足取信，凭问诊了解病情更难；其五，小儿脏腑柔弱，易虚易实，易寒易热，用药稍有不当，易使病情变化。儿科辨证难，钱乙对此也深有体会，在《小儿斑疮备急方解》序文中，钱乙曰："脉难以消息求，证不可以言语取，襁褓之婴、孩提之童尤甚焉。"

望、闻、问、切，四诊合参，是中医诊察疾病的基本方法。但由于小儿年幼无知，不能配合，且"脉微难见，医为持脉，又多惊惕，而不得其审"。故《小儿药证直诀·卷上·小儿脉法》中较简略地提出："脉乱，不治。气不和，弦急。伤食，沉缓。虚惊，促急。风，浮。冷，沉细。"对小儿脉象的论述仅寥寥数语，一方面说明小儿切脉困难，另一方面，指出小儿脉象相对成人脉象而言简单得多，不详求二十八脉，诊浮沉、迟数、强弱、缓紧以辨别阴阳、表里、寒热和邪正盛衰即可。

钱乙云："盖脉难以消息求，证不可言语取者，襁褓之婴、孩提之童尤甚焉。"（《小儿药证直诀·后序》）小儿因其年幼，问诊亦难，正如阎孝忠所言："多未能言，言亦未足取信。"婴幼儿或不能言语，或言语不确，不能清楚地表达苦楚，因而问诊在小儿疾病诊察中亦不能发挥作用。因而，诊治小儿疾病难，难在口不能言，言之不确，脉象难凭，望诊提供的信息有限，须全面观察小儿的神、色、形、貌等各方面以综合判断，有鉴于此，钱乙十分重视望诊的应用，主张四诊合参，首重望诊。

钱乙论述小儿望诊的内容十分丰富而详细，望精明、观体态、望二便、审苗窍、辨斑疹、察面色等，是钱乙望诊的重要内容。

1. 目内诊

《灵枢·大惑论》云："五脏六腑之精气，皆上注于目而为之精。精之窠为眼，骨之精为瞳子，筋之精为黑眼；血之精为络，其窠气之精为白眼，肌肉之精为约束，裹撷筋骨血气之精，而与脉并为系，上属于脑，后出于项中。"这里骨、筋、血、气、肌肉，分别对应肾、肝、心、肺、脾五脏，此为五轮学说最早的论述，后世中医眼科五轮学说即是在此基础上发展而成的。

五轮学说，把眼由外向内分为胞睑、两眦、白睛、黑睛、瞳神五个部分，分别命名为肉轮、血轮、气轮、风轮、水轮，分别对应于脾、心、肺、肝、肾五脏。因脾主肌肉，肌肉之精为约束，故眼胞属脾；因心主血，血之精为络，目内、外眦血络属心；因肺主气，气之精为白眼，白眼属肺；因肝主筋，在五气属风，筋之精为黑眼，黑眼属肝；因肾主骨，在五行属水，骨之精为瞳子，瞳神属肾。《审视瑶函》曰："五轮者，皆五脏之精华所发，名之曰轮，其象如车轮丸转，运动之意也。"五脏功能健旺，精气血津液充盈和调，上注头目，则视清目明。五脏有病，可在眼之五轮出现相应的病变反映。

望目，是钱乙诊察小儿疾病的主要方法。《小儿药证直诀》中论及望目者有五十多处，涉及望目之神、色、形态等各个方面。

（1）目神

《灵枢·大惑论》曰："五脏六腑之精气，皆上注于目而为之精。"目神，是脏腑精气的集中反映。脏腑精气充足，则两目精彩内含、炯炯有神。

脏腑精气虚衰，则目无精光、目暗呆滞。瞳神属肾，肾水上注于目，则能视万物；如肾水不足，精不上荣于目，瞳神失养，则表现为目中无神、目无精光。《小儿药证直诀·卷上·五脏病》云："肾病，无精光，畏明，体骨重。""无精光者，肾虚，地黄丸主之。"小儿先天禀赋不足，或后天饮食失于调养，是造成肾虚的重要原因。目无精光，常出现于胎怯（病于先天）、积痛（伤于后天）等病中。

（2）目色

在目诊中，望目之颜色变化也非常重要。望目色，包括望目内（白睛、黑睛）、目胞之颜色。《灵枢·论疾诊尺》曰："赤色病在心，白在肺，黄在脾，青在肝，黑在肾。"白睛，即巩膜。白色为常，白睛不同颜色的变化，提示不同的脏腑病变。如《小儿药证直诀·卷上·目内证》云："赤者，心热，导赤散主之。淡红者，心虚热，生犀散主之。青者，肝热，泻青丸主之。浅淡者补之。黄者，脾热，泻黄散主之。"钱乙不仅对白睛颜色变化加以五脏归属，还对颜色深浅及与五脏虚实进行鉴别。目赤为心热，多为心经实热；淡红者，多为心经虚热。青者为肝热，浅淡者为肝怯，即肝气不足。黄者，为脾热，乃黄疸之征也；如面目指甲皆黄者，则为黄病。若目色变化同时兼见多色或其他兼见证，则要考虑多脏病变。如《小儿药证直诀·卷上·杂病证》云："目赤兼青者，欲发搐。"指目赤兼青者，多为心肝热盛，风火相煽，乃动风之兆。指目赤脉延伸至瞳孔内，即"目赤脉贯瞳仁"，则为危急重证之候。

不仅目睛颜色变化，是诊察疾病的重要指征，目胞颜色变化也可为诊察疾病提供重要信息。望目胞颜色，是钱乙望目内容之一。目胞赤色可见于疮疹之证，如《小儿药证直诀·卷上·疮疹候》云："面燥腮赤，目胞亦赤，呵欠顿闷，乍凉乍热，咳嗽嚏喷，手足梢冷，夜卧惊悸多睡，并疮疹证，此天行之病也。"

（3）目之形态

目胞浮肿：上下眼睑浮肿凸起。目胞浮肿，为水病初起之征兆。如《灵枢·水胀》曰："水始起也，目窠上微肿，如新卧起之状。"小儿目胞浮肿，可见于疳病、腹胀病中，皆由脾气虚弱，运化失职，水气上泛所致。

直视：定睛直视，不能转动，属肝风内动之候。如《小儿药证直诀·卷上·五脏所主》云："肝主风，实则目直"，"肝有风甚"，"若热入于目，牵其筋脉，两眦俱紧，不能转视，故目直也。若得心热则搐，以其子母俱有实热，风火相搏故也"。两目定睛直视，常见于惊风、惊病及热病。

斜视：目睛不能正视，斜向左侧或右侧，或两目上视，亦为动风之征，常见于惊病抽搐病中。钱乙还根据目睛斜视程度，结合发病时间辨证。指出早晨（寅、卯、辰时）发搐、目上视、身体壮热者，为肝旺；日午（巳、午、未时）发搐、目上视、白睛赤色、心神惊悸者，为心旺；日晚（申、酉、戌时）发搐、喘而目微斜视、睡露睛、手足冷，为肺旺脾虚；夜间（亥、子、丑时）发搐、目睛紧斜视、身体温壮、乳食不消，为脾虚心火盛之候。

连眨：小儿眼睛很快地开闭，不能自制，亦为肝风内动之兆。如《小儿药证直诀·卷上·肝有风甚》云："凡病或新或久皆引肝风，风动而上于头目，目属肝，肝风入于目，上下左右如风吹，不轻不重，儿不能任，故连眨也。"

睡露睛：睡眠时眼睑不能闭合。如《小儿药证直诀·卷上·慢惊》云："因病后，或吐泻脾胃虚损，遍身冷，口鼻气出亦冷，手足时瘛疭，昏睡，睡露睛，此无阳也……因脾气即虚，内不能散，外不能解。至十余日，其证多睡露睛。"小儿睡露睛，多提示脾胃虚弱，常见于慢惊风、吐泻等杂病中。

畏明：不欲见亮，明亮处则闭目以御之。如《小儿药证直诀·卷上·肾虚》云："肾水，阴也，肾虚则畏明。"畏明，多由肾水亏，精不上荣所致。若伤风病兼见畏明一症，乃为肾虚复感风邪所致。如《小儿药证直诀》云："兼肾则畏明。"

白膜遮睛：瞳仁为白膜遮蔽。如《小儿药证直诀·卷上·诸疳》云："肝疳，白膜遮睛，当补肝，地黄丸主之。"白膜遮睛，为肝疳外证。

白睛多，或黑睛少：为肾虚之候，常见于解颅、胎怯等病。如《小儿药证直诀·卷上·杂病证》云："胎怯面黄，目黑睛少，白睛多者，多哭。"在钱乙治冯承务子"吐泻，壮热，不思食"案中，钱乙强调指出："目中黑睛少而白睛多，面色㿠白，神怯也。黑睛少，肾虚也。黑睛属水，本怯而虚，故多病也。"（《小儿药证直诀·卷中·记尝所治病二十三证》）

黑睛多：多为心经热盛。如《小儿药证直诀·卷上·杂病证》云："胎实面红，目黑睛多者，多喜笑。"

2. 面上诊

面部是经络所会，内应脏腑，气化所通，神明所发的特殊部位。《灵枢·邪气脏腑病形》云："十二经脉，三百六十五络，其血气皆上注于面而走空窍。"全身十二经脉、三百六十五络的气血皆在面部经过，通行全身的重要经脉都汇聚于面部，即所谓"首为诸阳之会，百脉之宗"。面部色泽是脏腑气血外荣的表现，五脏所属的气色，都可以在面部显示出来。

在小儿望诊中，面部望诊是重要内容，望面主要是望面色。《小儿药证直诀·面上证》，主要论述面色变化与疾病的关系。如《小儿药证直诀·卷上·面上证》云："右腮为肝，左腮为肺，额上为心，鼻为脾，颏为肾。赤者热也，黄者积也，白者寒也，青黑者痛也，随证治之。"人体五脏，在面部分别有相应的部位和对应的颜色。肝、心、脾、肺、肾五脏，对应的面色分别为青、赤、黄、白、黑；对应的部位分别为左腮（左颊）、额上（天庭）、鼻、右腮（右颊）、额（承浆）；所主的病象分别为惊风、火与实热、湿热与伤食、虚寒、冷痛与肾气等。

3. 苗窍诊

在小儿望诊中，钱乙还十分重视对苗窍色泽、形态的观察。望口、鼻、耳、舌、目，是望苗窍的重点，望目之神、色、形态在前面已有阐述，此处不再赘述。

小儿疾病中，如果出现"鼻干黑""鼻开张"，都是危重症的征兆。疮疹余毒上攻口齿，则可见口舌生疮；气不和则见"口频撮"；心热可见"口中气温""上窜切牙"等。根据口气热与否，辨百日内发搐为内生还是外伤风冷，如"口中气出热"，便可知发搐为外伤风冷所致，而非内生。唇色白，见于脾肺病久，气血虚弱，即"白而泽者吉，白如枯骨者死"；唇色深红，为肺有虚热之象；唇色青，为血虚怯为冷所乘之象；唇上青黑点，为感染时气重证。

4. 疱疹颜色及形态诊

望小儿疱疹颜色、形态，是鉴别小儿常见发疹性疾病的重要指征。如《小儿药证直诀·卷上·疮疹候》云："泪出如水，其色青小"，为水疱；"如涕稠浊，色白而大"，为脓疱；"色赤而小，次于水疱"，为斑；"小次于斑疮，赤色黄浅"，是疹。钱乙还把水疱、脓疱、斑、疹等，归属于不同脏腑。如肝为水疱，肺为脓疱，心为斑，脾为发疹，以确定治疗法则。钱乙还进一步对发疹的前驱症状进行了完整而生动的描述：面躁腮赤，目胞亦赤，喘急憎寒，呵欠顿闷，咳嗽喷嚏，夜卧惊悸多睡等。

5. 小儿体态诊

小儿体态，亦是小儿疾病诊察的重要内容之一。钱乙认为，形体的强弱反映五脏精气盛衰。如小儿"头大颈细极瘦""囟开不合""囟陷"及"毛发焦黄"，表示胎禀不足，营养失调，精亏髓减；"龟胸"则因于"肺热胀满，攻于胸膈"；"龟背"乃禀赋不足；"身面皆肿"为脾胃虚而不能制肾，水反克土所致。此外，体态的动静姿态，亦反映小儿病证的阴阳属性。如"身强直反折""手掐眉目鼻面""合面卧""喜仰卧"等，均为阳盛阴虚；而手足瘛疭、昏睡露睛，则表示脾阳衰败。

6. 二便诊

钱乙非常重视对小儿二便的观察，认为观察小儿二便对小儿疾病辨证具有重要的意义。小儿小便正常为淡黄色，小便色赤黄或血尿，为内热伤络；色如"屋尘色"，则见于黄疸。如小儿大便色赤、黑，为热毒内盛，肠络受伤；色白为胃寒；色青为大肠虚冷；洞利不止为脾虚气困；泻痢赤白、里急后重、腹痛扭撮、乳食减少，为暴伤乳哺，冷热兼杂，络脉受伤。

7. 脉诊

小儿疾病病因往往比较单纯，又少七情六欲之侵。因此，小儿脉诊较成人脉诊简单。但小儿切脉有一定的难度，由于啼哭、哺乳、活动等都会使小儿脉搏加速，影响判断的正确性。故脉诊在小儿疾病的诊察中，其作用不如在成人疾病中那样重要，往往切脉之浮沉、数缓、虚实即可。钱乙对小儿脉法进行了纲要性的总结，如《小儿药证直诀·卷上·小儿脉法》所言，小儿"脉乱，不治。气不和，弦急。伤食，沉缓。虚惊，促急。风，浮。冷，沉细"。如果小儿脉见散乱之象，则病情危重，预后差；如见弦急之脉，则属气不和；若伤食，则脉见沉缓；若小儿受到惊吓，则脉促急；若小儿受风，则脉见浮象；若受冷，则见沉细之脉。

在《小儿药证直诀》的其他部分，钱乙对小儿脉诊的记载比较简单。如《小儿药证直诀·卷上·腹中有癖》云："小儿病癖，由乳食不消，伏在腹中，乍凉乍热，饮水或喘嗽，与潮热相类，不早治，必成疳。以其有癖，则令儿不食，致脾胃虚而热发，故引饮水过多，即荡涤肠胃，亡失津液，脾胃不能传化水谷，其脉沉细，益不食，脾胃虚衰，四肢不举，诸邪遂生，鲜不瘦而成疳矣。"《小儿药证直诀·卷上·虚实腹胀》云："腹中有食积结粪，小便黄，时微喘，脉伏而实，时饮水，能食者，可下之。"《小儿药证直诀·卷中·记尝所治病二十三证》云："肌肤素肥盛，脉又急促，故必惊搐。"《小儿药证直诀·卷下·泻青丸》云："治肝热搐搦，脉洪实。""治小儿伤风，其候伸欠顿闷，口中气热，恶风脉浮。"以上所述，是钱乙运用小儿脉诊结合其他临床表现诊察疾病的情况。可见，钱乙虽重视脉诊的价值，但由于小儿脉诊有难度，因而难以充分地运用。

8. 声音诊

闻诊，也是诊察小儿疾病的重要诊法。尤其是不能言语的幼儿，对于不适之处，往往以哭来表示。因此，闻小儿哭声具有重要的意义。

钱乙善用闻诊。刘跂《钱仲阳传》中记载："一日过所善翁，闻儿啼，愕曰：'何等儿声？'翁曰：'吾家孪生二男子。'乙曰：'谨视之，过百日乃可保。'翁不怿，居月余，皆毙。"钱乙仅凭听小儿啼哭之声而知小儿疾病危重，告其家人而未引起重视，最终两患儿均夭折。

小儿啼哭声、小儿发病时的怪叫声等是钱乙临床闻诊的主要内容。

（1）小儿啼哭声

小儿夜啼，可见于小儿惊风，也可见于小儿调养不当，导致脏寒腹痛而夜啼。如《小儿药证直诀·卷下·诸方》云："小儿夜啼者，脏寒而腹痛也。"钱乙用蝉花散"治惊风，夜啼，咬牙，咳嗽，及疗咽喉壅痛"。

小儿生病时，哭叫声高低亦能反映疾病的正邪盛衰。如《小儿药证直诀·卷上·五脏所主》云："心主惊。实则叫哭发热，饮水而搐；虚则卧而悸动不安。肝主风。实则目直，大叫，呵欠，项急，顿闷；虚则咬牙，多欠气。"心肝邪气实，则小儿多叫哭；心肝虚，则小儿卧、悸、欠气。

（2）动物样叫声

《小儿药证直诀·卷上·五痫》云："凡治五痫，皆随脏治之，每脏各

有一兽并，五色丸治其病也。犬痫：反折，上窜，犬叫，肝也。羊痫：目
瞪，吐舌，羊叫，心也。牛痫：目直视，腹满，牛叫，脾也。鸡痫：惊跳，
反折，手纵，鸡叫，肺也。猪痫：如尸，吐沫，猪叫，肾也。"钱乙首先提
出了五痫的概念，以五声类五畜，五畜对五脏，不同脏腑病变可引发不同
临床表现的痫病，有助于认识痫病的不同病机，有助于临床疾病分类，虽
然目前认为这种痫病分类方法无临床意义，但钱乙根据小儿痫病发出叫声
的不同，把痫病分属于五脏，随脏治之的思想仍值得借鉴与学习，同时也
是钱乙重视小儿闻诊的反映。

钱乙四诊信息，见表3。

表3　钱乙四诊信息

四诊	四诊内容
望诊	望精明：目神、目色、目之形态（目胞浮肿、直视、斜视、连眨、睡露睛、畏明、白膜遮睛、白睛多或黑睛少、黑睛多）；察面色；观体态；审苗窍：口、鼻、耳、舌；辨斑疹：颜色、形态；望二便
闻诊	闻小儿哭声、动物样怪叫声
问诊	问病史
切诊	脉诊：浮沉、迟数、强弱、缓紧

（七）提倡攻补得宜

《小儿药证直诀·卷上·虚实腹胀》云："小儿易为虚实，脾胃不受寒
温，服寒则生冷，服温则生热，当识此勿误也。"小儿脏气清灵，随拨随
应。但脏腑柔弱，易虚易实，易寒易热。因此，钱乙主张小儿病的治疗，
应攻之有时，补之得宜，用药当中正平和，以妄攻误下为禁忌，"凡有可
下，量其大小虚实而下之"。但"不可痛击，大下必亡津液而成疳"，"下之

既过，胃中津液耗损，渐令疳瘦"。其将小儿生理、病机特点，作为临床治疗的必要基础。这是钱乙学术思想中的一个突出方面，并对后世儿科学的发展产生了深远的影响。

1. 善用五脏补泻

《小儿药证直诀·原序》中云："医之为艺难矣……脏腑柔弱，易虚易实，易寒易热。"因小儿脏腑柔弱，易虚易实，易寒易热，故钱乙在治疗上处处考虑五脏寒热虚实，其根据五脏主证、五脏应时、五脏之间的五行关系，来判断五脏虚实，并确定虚实补泻治疗法则、治疗用药。

（1）虚实补泻大纲

钱乙将五脏虚实作为辨证大纲，将五脏补泻立为施治规范。肝有肝旺、肝热、肝风等实证病机，泻青丸主之。心有虚实之分，实证有心热、心实、心旺；虚实夹杂有心虚热。实者，导赤散主之；虚热者，生犀散主之。肺有虚实之证，肺实者有肺热、肺旺、肺盛复有风冷；虚实夹杂者有肺虚热、肺脏怯、肺亡津液、肺虚痰实。肺实证者，以甘桔汤泻热；虚热者，可用泻白散清虚热；肺虚证，可用阿胶散补肺。脾病有脾脏怯、脾脏虚、脾脏冷、脾气虚、脾微热、脾虚惊等，《小儿药证直诀·卷上·目内证》云："浅淡者补之。黄者，脾热，泻黄散主之。"肾病有肾虚、肾怯、肾热传于膀胱，《小儿药证直诀·卷上·目内证》云："无精光者，肾虚，地黄丸主之。"

①心虚实补泻

《小儿药证直诀·卷下·诸方》云：导赤散"治小儿心热，视其睡，口中气温，或合面睡，及上窜咬牙，皆心热也。心气热则心胸亦热，欲言不能，而有就冷之意，故合面睡"。泻心汤"治小儿心气实，则气上下行涩，合卧则气不得通，故喜仰卧，则气上下通"。生犀散"治目淡红，心虚热"。

心主血脉，其华在面。若面色红润，脉来数，是心气有余之象，其儿易养；若面色昏黯，脉来沉细者，此为心气不足之象，其儿多易病而难喂养。心藏神，小儿神气怯弱，发育未臻完善，耳闻异声，或跌仆损伤，易致惊恐。若热邪扰心，心气热则胸中亦热而心烦，但小儿不能表达出痛苦，故面朝下而俯卧，而有就冷之义；若小儿心气实，心气实则气上下行涩而不畅，合面卧则气不通，故喜仰卧。心属火，火盛则津液干而病渴。舌为心之苗，心火上攻，则口舌生疮，热甚则舌体肿胀，重舌或木舌，舌长出不收。《小儿药证直诀》中关于心实证的记载，有心热、心实、心虚热、心旺等。

泻心：心实证，火气盛则小儿叫哭发热，渴饮抽搐，治宜清心泻火，用泻心汤；若心火有余而心阴不足，实中夹虚，则小儿心胸部热，避热就冷，俯卧，咬牙，口中气温，治宜清心养阴、利水导热，可用导赤散；白睛色红者为心实热，白睛呈淡红色为虚实夹杂的心虚热证，则用生犀散。生犀散中，犀角粉、地骨皮、赤芍清热凉血，兼以葛根生津退热。

补心：小儿心阴、心气不足，易受邪侵。邪热乘虚入侵于心，小儿心经壮热，见面黄颊赤，身壮热，惊啼，用安神丸泻心火、安心神。方中麦冬甘寒入心经，滋养心阴；白茯苓、山药、朱砂安心神、补心阴；芒硝、龙脑、寒水石清肝热；甘草调和诸药。诸药配合，共奏补心泻热之功。此外，对于心虚兼有肝热，见神思恍惚者，也可用此方清肝泄热、补心阴安心神。从钱乙所用安神丸可以看出，此言"补心"并非单纯补益之法，而是补泻兼施，泻邪热以安心神，故曰"补心"。

②肝虚实补泻

《小儿药证直诀·卷上·肝外感生风》云："呵欠，顿闷，口中气热，当发散，大青膏主之。若能食，饮水不止，当大黄丸微下之。余不可下。"肝热，"手寻衣领及乱捻物，泻青丸主之"，"泻青丸，治肝热搐搦，脉洪实"。"治小儿热盛生风，欲为惊搐，血气未实，不能胜邪，故发搐也。大小便依度，口中气热，当发之"，以大青膏主之。

肝为风木之脏，开窍于目。如肝有风则目连眨，肝有热则目直视，肝疳则白膜遮睛；肝主筋，热盛伤津，筋失所养则筋急、项强、搐搦；肝在志为怒，肝气郁滞，则性急大叫哭；肝藏魂，肝热则魂魄不宁、手寻衣领、胡乱捻物。《小儿药证直诀》中论述到的肝实证，有肝旺、肝热、肝风等。

泻肝：根据"实则泻之"的治疗法则，肝气实则用泻肝之法。肝经热实证，见目直视、烦躁哭闹，或突然出现颈项强急者，用大青膏泻肝经实热，或用大黄丸通腑泻热；若肝经热盛，热盛动风，脉洪实者，可用泻青丸泻肝定搐。若心经邪热盛实，子病及母，心肝俱热，热极动风者，则心肝同治，泻肝火用泻青丸，泻心火用导赤散。

补肝：钱乙立泻青丸以泻肝，而无补肝之方。若肝虚反受他脏克伐，则可用补肾滋肝、壮水荣木之法，钱乙每用地黄丸以补之。

③肺虚实补泻

《小儿药证直诀·卷上·肺热》云："肺热手掐眉目鼻面，甘桔汤主之。"肺盛复有风冷，"胸满短气，气急喘嗽上气。当先散肺，后发散风冷。散肺，泻白散、大青膏主之。肺只伤寒则不胸满"。虚热则"唇深红色，治之散肺虚热，少服泻白散"。肺脏怯，则"唇白色，当补肺阿胶散主之。若闷乱气粗、喘促哽气者，难治，肺虚损故也"。

肺居上焦，为脏腑之华盖，主皮毛而为外卫，主呼吸，开窍于鼻，其经还循胃口，下络大肠。《难经·四十九难》曰："形寒饮冷则伤肺。"小儿脏腑娇嫩，腠理疏松，门户不密，易受邪侵。六淫疫疠之邪不论从皮毛而入，或从口鼻而受，均先及于肺。风寒外束，肺气不宣，则鼻塞、喷嚏、流清涕、呼吸不利。肺经有热，肺津受伤则鼻干、干咳，或为衄血。肺阴虚肺燥者，则皮干毛焦，久病喘咳；肺受寒热，或咳或喘。肺疳则鼻下赤烂。《小儿药证直诀》中，所论肺虚、实证有：肺热，肺旺，肺盛复有风冷；肺虚热，肺脏怯，肺亡津液，肺虚痰实等。

泻肺：肺主喘，若感受外邪，或肺热内盛，则见胸闷气急而喘、口渴或不渴等肺实之证，治当散邪清肺。可用泻白散清肺泻热，或用甘桔汤开泄肺热。二方均用于肺经实证，一从里泻，一从外散，各有其妙。

补肺：肺主气、司呼吸，若肺气虚，肺失宣降，则咳嗽无力，甚或喘、气促；肺朝百脉，助心行血，肺气虚则血行无力，或脾肺俱病，母子皆虚，气血化源不足，血行无力，则唇色白，用阿胶散补肺养阴；肺为娇脏，喜润恶燥，肺亡津液则燥咳、久咳，用阿胶散补肺养阴、止咳平喘。阿胶散，又名补肺散，此方补中有宣，补中有清，补而不滞。

④脾虚实补泻

泻黄散，"治脾热弄舌"。益黄散，"治脾胃虚弱及治脾疳，腹大身瘦"。异功散，"温中和气，治吐泻不思饮食。凡小儿虚冷病，先与数服，以助其气"。白术散，"治脾胃久虚，呕吐泄泻，频作不止，精液苦竭，烦渴燥，但欲饮水，乳食不进，羸瘦困劣，因而失治，变成惊痫，不论阴阳虚实，并宜服"（《小儿药证直诀·卷下·诸方》）。

脾属土，性恶湿，湿困则脾运不健。水湿不运，清阳不升，则吐泻、倦怠多卧；湿流四肢则为肿、为胀；脾虚则肝木乘之，故腹中痛；脾疳则肚大筋青，或成慢惊风。脾开窍于口，脾有风则口蠕唇动，热则口臭唇疮，寒则口角流涎（滞颐），气不和则频撮。脾主舌本，热则弄舌；脾主运化，脾虚则不喜食，伤于食则成积，积久则成癖。脾主输布津液，脾热则口干饮水，虚则津液不生而成疳。钱乙五脏虚实证治，详于五脏而略于六腑，但对胃腑却有专论，或脾胃并论。脾与胃，互为表里，一脏一腑、一运一纳、一燥一湿、一升一降、一阴一阳，共为后天之本。

《小儿药证直诀》中，记载的脾胃虚实病机有：脾肺受寒，脾胃虚损，热痰客于心胃，脾胃虚损，脾胃不和，脾胃虚，脾胃虚衰，胃中虚热，胃虚，胃气不和，胃冷虚，胃虚热，胃实热，胃冷等。

补脾：若脾气虚弱，见泄泻瘦弱、吐泻不止，日久成慢惊、身冷瘛疭者，用温白丸温中息风止痉，或用益黄散健脾益气止痉。脾阳虚，见腹痛、夜啼者，可用调中丸、温中丸补虚温中；脾气虚，见吐泻、不思乳食者，用异功散温中补气；脾胃久虚中气下陷，见呕吐泄泻不止、烦躁口渴、乳食不进、身体羸瘦者，用白术散益气生津、升阳止泻；胃阴伤而气逆呕吐者，可用藿香散养胃阴、止胃逆。

泻脾：脾主困，脾病常见多寐少纳、大便泄泻等症。湿热困脾，见倦怠多卧、身热饮水者，或脾胃伏火，见弄舌、口疮口臭、烦渴易饥、口燥唇干者，可用泻黄散清泻脾经之实热。

⑤肾虚实补泻

地黄丸，"治肾怯失音，囟开不合，神不足，目中白睛多，面色㿠白等方"（《小儿药证直诀·卷下·诸方》）。"肾主虚，无实也。惟疮疹，肾实则变黑陷。"（《小儿药证直诀·卷下·五脏所主》）

肾为先天之本，内寓元阴元阳。肾气之强弱，一禀赋于父母，二赖于后天补养。小儿脏气未充，肾中精气不足，故主虚；肾主骨生髓，肾气不足，则骨重不支，欲下坠而缩身，囟门迟合，儿必畏寒，多为五软五迟之病。脏腑之精，上注于目而为之精。肾精不足，则目畏明，目中白睛多黑睛少；肾之液为血，其华在发，肾虚则发稀不黑；肾开窍于耳，肾虚则耳薄，热则耳出脓；肾又开窍于二阴，肾热则大小便不通，肾冷则小便下如米泔。

补肾：肾主虚，实证较少，肾病治法以补为主。肾虚见两目无神、畏光，面色㿠白，骨弱，行迟齿迟，囟门迟合，头大额方，病后失音者，宜地黄丸补益肾阴。肝肾阴虚，小儿肾疳、骨疳、肝疳者，均用地黄丸滋阴补肾。肾疳，小儿极瘦，身有疮疥；骨疳，喜卧冷地。因肝肾同源，故钱乙补肝阴亦用地黄丸，用治肝疳，白膜遮睛。历代医家用地黄丸治疗肝肾阴虚诸证，成为补肝肾之阴的经典方剂。

泻肾：钱乙强调肾主虚，但在《小儿药证直诀》中也有关于肾实证的记载。如疮疹黑陷，出现热毒犯肾，肾中邪热盛，可用百祥丸峻泻肾经热毒，而后可用地黄丸济肾水。

五脏虚实补泻大纲，见表4。

表4　五脏虚实补泻大纲

五脏所主病证	五脏虚实证候		补泻法则	方剂
心主惊	心实	叫哭，发热，饮水而摇，咬牙，欲就冷，目赤，合面卧	清心泻火	泻心汤、导赤散
	心虚	卧而悸动不安，或目淡红	泻热补心安神	安神丸
肝主风	肝实	目直且青，大叫，呵欠，项急，顿闷	清肝泄热	泻青丸
	肝虚	咬牙，多欠气，目淡青	补肝肾阴	地黄丸
脾主困	脾实	困睡，身热，饮水，或弄舌	泻脾经实热	泻黄散
	脾虚	吐泻生风或腹大身瘦	健脾温中	益黄散、异功散
肺主喘	肺实	闷乱喘促，口渴或不渴，或壮热，或手掐眉目鼻面	清肺泻热	泻白散、甘桔汤
	肺虚	哽气，长出气，或唇白色	补肺养阴	阿胶散
肾主虚	肾实	无实（疮疹黑陷肾实）	泻肾经热毒	百祥丸
	肾虚	目无精光、畏明，体骨重，或肾怯失音，囟开不合，目中白睛多，面色㿠白	滋阴补肾	地黄丸

（2）五脏应时补泻

钱乙五脏辨证，以五脏虚实为纲领。在辨别五脏虚实基础上，基于五脏生克制化分析疾病中脏腑关系，并以此判断疾病病情轻重和预后转归。此外，钱乙五脏辨证还有一个特点，就是把五脏与四时阴阳紧密联系起来，注重天地自然对人体疾病的影响。

《黄帝内经》五脏应时的思想，被钱乙继承并运用于小儿病的诊察，治疗中也多处体现了因时制宜的思想。钱乙很重视五脏应时对脏腑之气的影响，因而同一疾病发病时间不同，对应的病变脏腑不同，治疗方法也不同。如小儿抽搐，早晨发搐为"肝旺，当补肾治肝也"；日午发搐为"心旺也，当补肝治心"；日晚发搐是"肺旺，当补脾治心肝"等。

钱乙因时制宜的思想，还体现在对四时不同季节发病的治疗上。如《小儿药证直诀·卷上·咳嗽》云："夫嗽者，肺感微寒。八九月间……其证面赤，痰盛，身热，法当以葶苈丸下之。十一月、十二月嗽者，乃伤风嗽也……当以麻黄汤汗之。"小儿咳嗽由感受风寒所致，若八月、九月间感寒咳嗽，此时肺气主时，肺气大旺，风寒入里化热，因而见其咳嗽、面赤、身热、痰盛，当用泻肺之法，用葶苈丸下之；若十一、十二月咳嗽，则多由伤风所致，风寒束表，肺气闭郁失去宣发肃降之功，因而治疗用麻黄汤发表散寒、宣肺平喘。

吐泻一病，发于夏秋不同季节则治法亦异。如《小儿药证直诀·卷上·夏秋吐泻》云："五月十五日以后，吐泻、身壮热，此热也。小儿脏腑，十分中九分热也……玉露散主之。""八月十五日以后，吐泻、身冷无阳也……当补脾，益黄散主之。不可下也。"五月十五日以后，进入夏季，阳气盛，人体阳气随之亦盛，小儿脏腑十分中九分热也，玉露散主之。六月十五日以后，脏腑六分热四分冷，食前少服益黄散，食后多服玉露散。七月七日以后，吐泻身温凉，三分热七分冷也，食前多服益黄散，食后少服玉露散。八月十五以后，进入秋季，阳气渐衰，不可用下法，下之则更伤阳，当补脾益黄散主之，不可下也。以上体现了钱乙根据不同时令而辨证施治的思路，同时亦体现出重视顾护脾胃的思想。

（3）五脏生克补泻

关于五脏生克补泻，虚则补母、实则泻子，补泻兼顾，补偏救弊是脏腑辨证论治的重要大法。虚则补母，可加速子脏之恢复，又可避免虚而不受补。如《小儿药证直诀·卷上·肝病胜肺》云："肝病秋见，肝强胜肺，肺怯不能胜肝，当补脾肺治肝，益脾者，母令子实故也。"又如"所治宜先补脾……补肺恐生虚喘"，指出肺虽虚而不受补，补之则生变证，故补土以令金实。实则泻子，使母脏之实邪加快祛除。如钱乙对"肝有热""肝有风"的治疗，用导赤散泻心，即通过泻心火，而除肝热、息肝风。

五脏之间相互生克乃正常生理现象，若一脏偏胜或偏衰，就要乘其所胜之脏或侮其所不胜之脏，治宜补泻兼顾。如《小儿药证直诀·卷上·肺病胜肝》云："肺病春见，肺胜肝，当补肾肝治肺脏。"即金乘木当补肝肾泻肺。又如"肝脏病见秋，木旺，肝强胜肺也，宜补肺泻肝"，即木旺侮金，故"补肺泻肝"同施。

2. 喜用攻下之法

钱乙喜用下法，且善用下法。钱乙虽强调小儿脏腑柔弱，易虚易实，易寒易热，要注意顾护小儿脾胃，但钱乙在小儿疾病治疗中也常用下法，因下法祛邪迅速，能有效祛除伤正之邪气，以免变生他患，贻误病情。

下法在儿科临床上只要使用得当，祛邪迅速，确能收到立竿见影之效，这已为古今临床所证实。《小儿药证直诀》中记载了钱乙常用的攻下方剂约有 20 余首，应用时取得了较好的治疗效果。钱乙使用下法时遵循以下准则：

（1）中病即止，不可痛击

钱乙针对小儿"脏腑柔弱，易寒易热，易虚易实"的生理及病机特点，在使用下法时十分慎重，严格掌握适应证，指出"有下证，当下"，"无下证，慎不可下也"，做到有的放矢。如《小儿药证直诀·卷上·疮疹候》云："若黑紫干陷者，百祥丸下之；不黑者，慎勿下。"在治疗虚实腹胀之证时，明确告诫曰："腹胀，由脾胃虚气攻作也。实者，闷乱喘满，可下之……不喘者虚也，不可下。"（《小儿药证直诀·卷上·虚实腹胀》）由于小儿脏腑娇嫩，不耐攻伐，虽具下证，使用下法宜暂不宜久，过下则易生他患。又如，《小儿药证直诀·卷上·诸疳》云："病伤寒，五六日间有下证，以冷药下之太过，致脾胃津液少，即使引饮不止，而生热也。"所以钱乙在运用下法时，强调中病即止，"下一二行即止"，"以微利为度"，"不可痛击"。

（2）量大小虚实而下

钱乙运用下法时，"量大小虚实而下之"。其根据患儿病情的轻重缓急、正气强弱，而有急下、缓下之区别。对于急证，则用急下之法。由于病情变化迅速，下之及时，不致坐失良机，以免遗患。如《小儿药证直诀·卷上·吐乳》云："吐乳、泻黄，伤热乳也；吐乳、泻青，伤冷乳也。皆当下。"而当疮疹"其候或寒战噤牙，或身黄肿紫，宜急以百祥丸下之"。反之，若当下不下，延误病机，则可变生他患，如"伤食甚则可下，不下则成癖也"。

对于虚实夹杂、因虚致实之证，钱乙用缓下之法，先补其虚，后下其实。如"肺虚而痰实，此可下。先当益脾，后方泻肺也"（《小儿药证直诀·卷上·杂病篇》）。益脾，培土以生金，以充肺气；肺气充足，再行下法泻肺中痰邪。缓下之法，亦可用于标证较急之时。如治伤食后发搐，钱乙采用"先定搐"治其标，待"搐退"，再以"白饼子下之"。此时标不解则危殆立至，故急则治标，后攻下祛邪以治其本。

对于何时使用下法，钱乙认为不仅要从病证虚实着眼，还要考虑患儿先天禀赋。体质壮实者，可"不以此为……以利为度"，但"本怯而虚……不可下，下之虚，入肺则嗽，入心则惊，入脾则泻，入肾则益虚"（《小儿药证直诀·卷中·记尝所治病二十三证》）。

（3）禁妄攻峻下、损阳竭液

在许多病证中，钱乙都专门讨论下法的禁忌证及妄攻所致的坏证，时时以妄攻峻下、损阳竭液为禁忌。如关于疮疹的治疗，钱乙反复告诫"不可妄攻下及妄攻发"，"妄下则内虚多归于肾"。因妄下伤正，正气大亏，邪毒内陷则不治。妄下损耗津液，重者可致疳证。"小儿易虚易实，下之即过，胃中津液耗损，渐令疳瘦"，"大下必亡津液而成疳。凡有可下，量大小虚实而下之，则不至为疳也"（《小儿药证直诀·卷上·诸疳》）。从钱乙关于疳证成因的论述中，能体会到其反对妄攻的思想。

钱乙基于治病求本的原则，明察证之轻重缓急，抓病变的主要矛盾，灵活施用先攻后补或先补后攻之法则。

先攻后补：小儿脏腑清灵，感受外邪或内伤，反应尤为强烈。其证候以邪实为主者，若兼补虚则易敛其邪，故宜速攻之为妙，而后补其虚。如其治疗段斋郎四岁子病咳嗽咯血案中，钱乙指出患儿热涎上潮为标象，咯血肺虚是病本，因而提出"只宜先下痰，而后补脾肺"的治则，并指出"若先补其肺为逆耳"。

先补后攻：病属正虚邪实而以正虚为主，小儿正气虚弱不耐攻伐，若治疗兼以祛邪反更伤正气，则应先补虚后祛邪。如黄乘务二岁子脾虚伤食泄泻案，针对"上实下虚，脾气弱，引肺亦虚"的病机，故治疗时不可先攻下，"先下必大虚"。因小儿"有所伤食，仍可下之"，但应"先实脾肺，下之则不虚，而后更补之也"。

总之，钱乙临证中根据小儿病情轻重缓急，灵活使用攻、补二法，使轻重适度，攻补得宜，达到攻不伤正、补不敛邪的治疗效果。

3. 注重保护脾胃

钱乙注重顾护小儿脾胃的思想，在治疗中也有充分的体现。临证中，钱乙根据病情，或先调治其脾胃，使中气恢复后再治其本病；或先攻下而后调治其脾胃，或补脾以益肺、制肝、补肾等，处处以扶养中土、顾护脾胃为要。如《小儿药证直诀·卷中·记尝所治病二十三证》云："小儿虚不能食，当补脾。候饮食如故，即泻肺经，病必愈。"又云："实食在内，乃可下之，毕，补脾必愈。"

（1）多治法保护脾胃

钱乙治疗小儿疾病，往往采用先调治其脾胃，使中气恢复后再治其本病；或先攻下后再补脾健胃，或补脾以益肺、补肾等，总是处处以顾护脾胃为要。如对"伤风手足冷"证，钱乙认为"脾脏虚怯也，当补脾后发散"，钱乙从补脾和胃入手，不为先标后本所囿。

在《小儿药证直诀》中，钱乙使用了多种顾护脾胃的治法，常用治法如下：

益气健脾法：是调理脾胃最常用、最主要的法则之一。主治脾胃虚弱而引起的呕吐、泄泻、疳病等疾患。温中健脾法：主治小儿脾胃不足，受寒邪侵袭，因中阳不振所致呕吐、泄泻、下利清谷等。理气健脾法：主治湿困脾胃，不思饮食，湿伤为肿为黄，吐泻不止等。扶脾退热法：治疗表证误下，或他证下之太过而引起的脾虚发热，常用培中扶脾即甘温除热之法或泻脾清热法，用于脾胃伏热之证。

钱乙治疗脾胃病的方药很多，在《小儿药证直诀·卷下·诸方》中，治疗脾胃病的方药占多半。根据脾胃寒热虚实论治，诸如泻脾、补脾、温脾、去脾风、生胃津等，每融通涩、升降、寒温、消补于一方。钱乙治疗脾胃疾病遣方用药确有许多创见，其调治脾胃方，具有泻脾而不伤胃、补脾而不腻滞、生胃津而不碍脾运的特点。如益黄散为钱乙使用最多的补脾方剂，《小儿药证直诀》中随处可见。此方名曰补脾，实为醒脾运，方中未用甘温补脾之味，只选芳香温燥之陈皮、青皮和中理气，丁香温胃醒脾，诃子涩肠止泻，甘草和中。因为脾喜燥而恶湿，脾虚湿困，气机受阻，升降失调，故用燥能胜湿、温能醒运，湿除困解而脾自健，可见钱乙之补脾方剂的深奥之处。

（2）多途径保护脾胃

小儿脾胃娇嫩，易虚易实。钱乙在立方用药时，时时以顾护脾胃为先，尽量使用中正平和之品，力戒猛攻峻下之品；金石矿物有毒药物尽量入丸散，并在用药剂型、服药时间、服药方法及配伍用药上，辅以保护脾胃之法。

①配伍健脾护胃之药：泻白散，用桑白皮、地骨皮清热泻肺，伍以粳米、甘草益胃和中；安神丸，在芒硝、龙脑、寒水石等寒凉清火药中，加入干山药、白茯苓、甘草顾护脾胃。

②借赋形剂保护胃气：钱乙多用丸散膏剂，且常用面粉、米饭、枣肉等作为赋形剂以养胃气。如治诸热的三黄丸，乃《伤寒论》大黄黄连泻心汤化裁而来，但改汤剂为丸剂，以面糊丸，丸如绿豆大或麻子大。丸者，缓也，且丸中有面粉，以避免苦寒伤胃。又如葶苈丸用蒸陈枣肉和捣为丸，取大枣甘缓健脾以缓解牵牛子、葶苈子之峻猛。

③从服药方法及服药时间上顾护脾胃：为避免苦寒药及金石类重坠药伤胃，钱乙多用膏散丸丹，常用陈米饮下、米饮汤下或乳汁下，且多在食后服用，如三黄丸，胡黄连丸、三圣丸等就多在食后服用。充分利用服药方法和服药时间来保护脾胃。

调治脾胃，贯穿于钱乙治疗儿科疾病之始终，治疗中攻补兼施，以妄攻误下为禁忌，不可有泻无补，攻伐生生之气；力求攻不伤正，补不碍邪，冷去不热，热去不冷。其观点对后世脾胃学派产生了巨大的影响。

（八）巧立新方善用古方

儿科方剂成熟较晚。《汉书·艺文志》中虽记载有《妇人婴儿方》19卷，但未传世。唐《千金要方》《外台秘要》中，收集了诸家及已用有效之儿科方剂。唐末宋初时托名师巫氏作《颅囟经》，记载了一些治疗儿科病的验方、秘方，但残缺不全，未成系统。《小儿药证直诀》中，记载了儿科方剂120首（另有附方15首，据周学海互校本），使儿科方剂初具规模，理法方药贯通一气。这些方剂大多为钱乙所创制或收集，可谓集北宋前儿科方剂之大成。近代名医恽铁樵指出："古经方失传之后，一二存者，胥在《千金方》中，《颅囟经》失传之后，古意一二存者，胥在《药证直诀》之中。"（《保赤新书·卷五·惊风》）

钱乙的首要贡献，是创制了五脏补泻诸方。如补肺之阿胶散、泻肺之泻白散、泻心之导赤散、泻肝之泻青丸、泻脾之泻黄散、补脾之益黄散、补肝肾之地黄丸等，成为后世医家治疗脏腑病证的传世名方。另外，其所创制的治疗脾胃虚弱消化不良的"异功散"、治疗肺寒咳嗽的"百部丸"、治疗斑疹的"紫草散"等，都被后世医家广泛采纳与运用。

其次，钱乙善于变裁古方，改变药味、剂量，或服用方法，使之更符合小儿稚阴稚阳的生理特点。此外，钱乙还创制了一系列简便实用的服药方法，都对其后医家乃至当今儿科临床产生了深远影响，很多方剂还被广泛运用于临床各科，发挥着重要作用。以钱乙创制的"地黄丸"为例，后世医家在地黄丸的基础上变裁而成"杞菊地黄丸""知柏地黄丸""左归饮""都气丸"等有效方剂，对后世中医滋阴理论及方药理论的发展都有深远的影响。

1. 灵活化裁古方

《小儿药证直诀》共记载 120 首方（另有附方 15 首，据周学海互校本），其中有一部分是钱乙首创，另一部分是钱乙根据小儿生理、病机特点化裁古方而来。钱乙灵活化裁张仲景诸方及宋代官修大型方书《太平圣惠方》《太平惠民和剂局方》中所载方剂而为己所用。钱乙化裁古方，主要表现在：变化药物剂量比例、变化方剂剂型，甚或增减药物等三个方面。《小儿药证直诀》中，钱乙灵活化裁并用于儿科的古方有：

（1）麻黄汤

《小儿药证直诀》中，麻黄汤用于治疗小儿外感风寒，发热无汗，咳嗽喘急之病。麻黄汤本是张仲景《伤寒论》治疗太阳伤寒表实证的主方，方中用麻黄发汗解表、宣肺达邪，桂枝解肌发汗、透达营卫，杏仁降肺平喘，甘草调和诸药。四药相伍，而为辛温发汗峻剂。然该方用于小儿，颇嫌其药力峻猛，幼稚难任。钱乙易桂枝为肉桂，取其力偏走里而发表功逊，将麻黄先煮水去沫，然后漉出晒干，降低其辛散解表之力，并减其降肺利气之功。大减方中杏仁用量，由原方 70 个减为 7 个，则存其利肺之功而无伤气之弊。全方辛温发散，降气平喘，但不如麻黄汤峻猛，切合小儿娇嫩柔弱之躯。

（2）甘桔汤

《小儿药证直诀》之甘桔汤，治疗"小儿肺热，手掐眉目鼻面"。此方以桔梗倍于甘草，重在开泄肺气，以散其热。甘桔汤与张仲景桔梗汤的药物组成一样，前方桔梗二两、甘草一两，而后者是桔梗一两、甘草二两；桔梗汤用于治少阴病咽痛及肺痈时咳浊唾腥臭，久久吐脓如米粥者，故甘草量倍于桔梗以加强泻热解毒的作用。以上两首方剂的剂量比例一变，主治及功效即各有不同。

此外，钱乙还在甘桔汤方后提出加味二法：一者加荆芥、防风，名曰如圣汤，用以治疗风寒之邪闭塞肺气；一者加羌活、黄芩、升麻，用以治疗表寒外束、肺有郁热。此二方，较甘桔汤原方宣散开泄之力更强。

（3）调中丸

治胃冷虚的调中丸，与张仲景之理中丸药物组成相同。但理中丸是"丸如鸡子黄大，以沸汤数合，和一丸，研碎，温服之"，而调中丸是"丸如绿豆大，每服半丸至二三十丸，食前温水送下"。小儿服药困难，且随年龄增减而增减，改为绿豆大，便于小儿服用及变化药量。

（4）地黄丸

此方由《金匮要略》肾气丸去桂、附而成。小儿易寒易热，过于辛温燥热、寒凉滋腻之品都不相宜，故去掉温燥的桂、附，仅留六味三补三泻，实为治小儿肾阴不足之良方。此方应用于儿科临床，治疗小儿生长发育不良所致龟背鸡胸、行迟解颅等。后世临床实践证明，用地黄丸治疗小儿先天不足，囟门不闭、足软行迟、语迟夜尿、大脑发育不良等，确有良好效果。

（5）异功散

此方为《太平惠民和剂局方》四君子汤加一味陈皮，亦即六君子汤去半夏而成。陈皮芳香理气健脾，使全方补脾而流动不滞，补虚而不助邪，深合小儿脾胃易虚易实，治宜以运为补的特点。六君子汤中的半夏，虽然能和胃健脾、行气，但其性辛温燥烈，不适宜稚阴稚阳之小儿，故方中去此味，可见钱乙制方之严谨。

（6）白术散

钱乙在治疗脾胃虚弱，呕吐泄泻方面，还创立了著名方剂白术散。此方由《太平惠民和剂局方》四君子汤加藿香、木香、葛根而成。四君子汤补脾益气，藿香、木香醒脾健胃，葛根升清止泻。此方功在补气升提、甘温除热，以保胃阴，升脾阳、健脾利湿止泻，主治脾虚夹湿，见呕吐泄泻、食欲不振，兼见疲乏、消瘦等。

（7）香连丸

香连丸，原载于《太平惠民和剂局方》，由黄连、木香组成。黄连苦降清热，木香芳香行气，主治热痢。钱乙在此方中加豆蔻以温涩止泻，名豆蔻香连丸；加白附子以温中，名附子香连丸；加豆蔻仁、诃子、没石子，名没石子丸，此方寒热并用、通涩兼施，以治腹痛泻痢。此外，钱乙将此方去木香加橘皮名橘连丸，另加麝香，共为末，入猪胆中煮熟，粟米粥为丸，治疗小儿疳瘦。

除以上方剂外，钱乙灵活化裁剂量用于临床的古方还有：

紫霜丸：消积聚兼治惊痰，由煅代赭石一钱，赤石脂一钱，杏仁五十粒（去皮尖），巴豆三十粒（去皮膜心出油）组成。此方与《太平圣惠方》中紫双丸基本相同，只是在药物剂量上稍有出入。《太平圣惠方》紫双丸：代赭石一两（研如粉），赤石脂一两（研如粉），巴豆三十枚（去皮心出油），杏仁五十枚（汤浸去皮尖），用于治小儿变蒸，身体壮热，经时不解，心腹烦满。

木香丸：用于治疗小儿疳瘦腹大，由木香、青黛、槟榔、豆蔻、麝香、续随子、虾蟆组成，较《太平圣惠方》中"治小儿气疳、腹胀烦热，大便难"的槟榔丸，仅多一味豆蔻。

龙粉丸：《小儿药证直诀》中治疗疳渴的龙粉丸，与《太平圣惠方》中"治小儿疳渴，吃水不止"的龙胆丸药味相同，由龙胆、定粉、乌梅肉、黄连组成。

总之，钱乙所立诸方，广泛吸取了前人的经验，但并非生搬硬套，而是根据小儿脏腑"易虚易实，易寒易热""服寒则生冷，服温则生热"的特点，灵活加减化裁而成。

2. 巧妙创制新方

钱乙勤求古训，涉猎群书，博采众长，从理论与实践两方面进行系统的探索与创新，在化裁古方的基础上又精心总结经验，自创新方达到了高深造诣。钱乙创制的系列新方，尤其是五脏补泻诸方，对后世临床具有深远的影响。

（1）泻白散

《小儿药证直诀·卷上·感热》云："壮热饮水，喘闷，泻白散主之"，"治小儿肺盛气急喘嗽"。泻白散，又名泻肺散，属泻肺之剂。《医宗金鉴》云："白者肺之色。泻白，泻肺气之有余也。"《小儿药证直诀笺正》云："此为肺火郁结，窒塞不降，上气喘急者之良方。"

此方以桑白皮入肺经，清泻肺热、平喘止咳，地骨皮助桑白皮泻肺热并能养肺阴，粳米清肺补胃，炙甘草培土生金，共为泻肺补土之剂。肺为娇脏，小儿脏腑柔弱，肺脏有热，虽泻热而避苦寒之品，选桑白皮、地骨皮之平和，合以粳米、甘草益肺，使肺热得清而不伤正。《古今名医方论》记载了季楚重对此方的评价："较之黄芩、知母苦寒伤胃者远也……若夫正气不伤，郁火又甚，则泻白散之清肺调中，标本兼治。"李时珍谓此方为"泻肺诸方之准绳也"。

（2）补肺散

补肺散，亦名阿胶散，用于治疗小儿肺虚气粗喘促。《小儿药证直诀·卷上·咳嗽》云："有肺虚者，咳而哽气，时时长出气，喉中有声，此久病也"，"久嗽者，肺亡津液"，皆用此方。《医方考》云："肺虚有火"，"燥者润之，今肺虚自燥，故润以阿胶、杏仁；金郁则泄之，今肺中郁火，故泄以兜铃、粘子；土者金之母，虚者补其母，故入甘草、糯米以补脾益胃"。本方养阴润肺以治本、清热化痰以治标，兼用补脾以培土生金。其中，阿胶补肺养阴，马兜铃、牛蒡子开宣肺气，杏仁降气止咳，粳米、甘草补脾益肺。全方补中有宣，补中有清，补而不滞。钱乙在创制新方的时候，不仅强调了五脏分证，而且还极为重视五脏之间的相互关系。如其治疗肺病诸咳，虽立补、泻二法，但其泻法绝非单纯泻肺，而是视病情辨证施治，即有心火者则泻心火，有肝热者则泻肝热，有肠热者则泻肠热。补法并非单纯补肺，还可通过补脾土以补肺金；虚实夹杂者，则先散邪后补肺，或先祛痰后益肺。

（3）泻青丸

泻青丸，又名泻肝丸。《医方考》云："此方名曰泻青，泻肝胆也。"《成方切用》谓此方"一泻一散一补，同为平肝之剂，故曰泻青"。此方因肝木主青而名之，为泻肝胆之剂。《小儿药证直诀·卷下·诸方》云："治肝热搐搦，脉洪实。"因肝热、肝风等，出现"手寻衣领及乱捻物""目直视""身反折"等，皆用此方。《幼幼集成》云："惟此方为幼科截风定搐之第一神方也。"

此方专为肝胆实火而设，药取当归以和血养肝，山栀以清热泻肝；川芎佐当归，行气行血，以应肝之疏泄；大黄通腑泄热，以引肝火下行。肝主风，故合羌活、防风以搜风散邪。母病及子，肝火扰心，心神不宁，故合冰片苦寒散火、辛窜通窍，以奏泻火醒神之功。此方泻中寓补，清中有温，寒中兼散，为清热醒神、平肝息风之良方。恽铁樵在《保赤新书》中曾称赞此方说："此是钱乙自制之方药，以苦降为主，甚为合法。"

（4）泻黄散

泻黄散，又名泻脾散，泻脾实之剂。因脾属土，色黄，故名之。《小儿药证直诀·卷下·诸方》云："治脾热弄舌。"用于脾经伏火所致弄舌、口臭、咽干、目黄等。方用栀子清泄心肺之火，石膏清泄阳明实热，藿香芳香醒脾，防风升散，发越脾中伏火，且能于土中泻木，甘草生者能清热解毒。此方于泻脾之中兼含泻肺，有实则泻子之义，《成方切用》云："李东垣曰：泻黄散，非泻脾也，脾中泻肺也。实则泻其子，以脾为生肺之上源，故用石膏、栀子之类。"

此方以清泻为主，辅以升散，则清中有散，降中有升，寒凉而不致冰伏，升散而不助火焰，佐以甘润和中，以使泻脾而不伤脾。张山雷对此方使用防风提出疑问说："甘草味甘，已非实热者必用之药；而防风实不可解，又且独重，其义云何？是恐有误。乃望文生义者，且曰取其升阳，又曰以散伏火，须知病是火热，安有升散以煽其焰之理？"防风辛温，升阳疏风，正合"火郁发之"之义，在方中建功最大。

（5）益黄散

益黄散，又名补脾散。《小儿药证直诀·卷下·诸方》云："治脾胃虚弱及治脾疳，腹大身瘦"，"伤风自利"，"食不消"，"胃怯汗"及"口中气冷，不思食，吐水"，胃气不和者皆用之。方中陈皮、青皮、丁香理气化湿以助运，诃子收敛固涩，甘草培土和中。故益黄者，乃理气助运以益脾也，非为纯补之剂。

张璐在《张氏医通·婴儿门》中云："益黄不用补益中州，反用陈、青二橘辟除陈气，其旨最微。婴儿久泻，连绵不已，乳食积滞于内，故需二皮专理肝脾宿荫，即兼诃子以兜涩下脱，丁香以温理中州，甘草以和脾气，深得泻中寓补之法。"万全《幼科发挥》曰："治脾胃寒湿太甚，神品之药也，以补脾胃之虚误矣。"

本方虽名为"益黄散""补脾散"，并非单纯为脾虚而设，而是以脾虚为主，兼有胃弱，立法以补脾为主，兼以和胃。其次，钱乙创制本方，立足于小儿的生理、病机特点。如其所云："小儿易为虚实，脾虚不受寒温，服寒则生冷，服温则生热，当识此勿误也。"第三，本方着眼于脾胃功能的恢复，脾胃以健为补，方行气燥湿、健脾和中，使脾运正常，则虚损自愈。

益黄散运用广泛，凡与脾胃虚弱有关的病证，如虚羸、积、疳、伤食、吐泻、腹胀、慢惊、虫症，以及疮疹、咳嗽、黄疸、肿病、夜啼等，皆可用之。

（6）导赤散

导赤散，钱乙谓此方"治小儿心热，视其睡口中气温，或合面睡，及上窜咬牙"。心属火，色赤。导赤散，顾名思义，导心经之火下行。

《医宗金鉴》云："赤色属心，导赤者，导心经之热从小肠而出，以心与小肠相表里也。"导赤散方中，木通入心与小肠经，味苦性寒，清心泻热，泻心热从小便出；生地黄甘凉而润，清心热而凉血滋阴；木通、生地黄配合，泻热而不伤阴、补阴而不恋邪；竹叶甘淡，清心除烦、引热下行；生甘草（或用甘草梢）调和诸药。方中不用黄连苦寒直折，而用生地凉血滋肾，大有用意。《古今名医方论》中记载季楚重评价此方："钱乙制此方，意在制丙丁之火，必先合乙癸之治。生地黄凉而能补，直入下焦，培肾水之不足，肾水足则心火自降。"

（7）抱龙丸

小儿肝常有余，真阴不足，柔不济刚，外因风热惊恐，内因痰食积滞，易致心火上炎，肝风内动，风热相搏，每易发搐，甚则神昏痉厥。小儿外感热病，痘麻脐风，疳瘦痰食，惊证癫痫等，均可出现此等证候。因此，息风定搐、开窍醒神实为儿科治则中的重要法门。钱乙除应用攻下阳明腑实法以泻热开窍外，还别树清热平肝、芳化凉开之法，为儿科热病惊搐神昏的治疗提供了有效方剂。

钱乙创制"抱龙丸"，以清热化痰、息风止痉，用于治疗小儿急惊抽搐。小儿急惊，多由痰热内盛所致，以镇肝息风、清心涤痰为大法。"龙"，这里指肝，因肝属木，应东方，青龙属木，木生火，肝为心母，且心藏神，肝藏魂。"抱龙"者，镇肝也；亦有驱邪保赤，抱子成龙之义，故名曰"抱龙丸"。《小儿药证直诀》之抱龙丸，由天竺黄、雄黄、辰砂、麝香、天南星组成，甘草水为丸。同名方剂见于《太平惠民和剂局方》，由雄黄、白石英、犀角、麝香、朱砂、藿香、胆南星、牛黄、阿胶珠、金箔、银箔组成。

抱龙丸既清热息风，又开窍定惊，能清肝宁心、安神定魂，从而惊风得平。方用天竺黄、天南星清热化痰，雄黄祛痰解毒以治惊痫；麝香、辰砂芳香开窍而安心神，用于小儿急惊、痰热内壅、身热昏睡、呼吸气粗、四肢抽搐等症。后世牛黄丸、琥珀抱龙丸，均由此方加减而成。

此外，《小儿药证直诀·附篇·阎氏小儿方解》所载至宝丹、紫雪丹，为明清时期温病学派所采纳，成为芳香开窍、解毒醒神、清热凉血法的有效方剂。

钱乙对病势危重、邪热壅盛之证，另立有精专之剂，如大黄丸、玉露散、泻心汤、白饼子等，这些方剂都具有单刀直入、去秽务尽的特点。

从《小儿药证直诀》收录钱乙所用的 120 首方剂来看，其中既有古方，又有新剂，如古方中的麻黄汤，即来源于《伤寒论》；治小儿肺热的甘桔汤，即出自《金匮要略》。但多数方剂为钱乙首创，在其全部方剂中，若按寒热虚实分法，其中清方 77 首，温方 7 首，补方 23 首，泻方 13 首，以清热祛邪、补虚扶正为主的方剂占多数。

钱乙精通本草，熟谙药性，在药物使用宜忌上很有研究。其摒弃宋代"痛击""大下""蛮补"及喜用香燥之药的时弊，用药力求中正平和，因病情需要使用金石、重坠、有毒或攻下之品，尽量辅以保护脾胃之法以免损伤小儿正气。

《小儿药证直诀》全书共有 120 方（不含附方），不论是丸散膏丹，还是汤液外敷剂，从其组方配伍、剂型、服药方法等方面，处处体现出钱乙重视顾护脾肾、保护阴液的用药思想。

3. 药味少而精当

钱乙所用方药的另一个特点，是用药少而精，配伍主次分明。《小儿药证直诀》中，治疗变蒸、咳嗽、吐泻、诸疳、惊搐、痫证、疮疹、虫积诸病之方，皆少者 1～3 味，多者 7～8 味，即使是丸、丹、膏剂，也不过 9

味、10 味，超过 10 味药的方剂为数不多。120 方中，仅 1 味药者，共 8 方，如泻心汤仅黄连一味；2～6 味药者，82 方；超 10 味药者，5 方。在药物配伍上，君、臣、佐、使层次分明。

小儿疾病变化多、传变快。钱乙针对小儿病变特点，常用药多取力宏效速者，以冀提高疗效，缩短疗程。如麝香为开窍通闭、醒脑回苏要药，在《小儿药证直诀》中使用次数最多。钱乙用麝香配合清热药，创制芳化凉开之剂，治疗儿科热病惊搐神昏，屡有捷效。青黛有清热解毒之功，李时珍《本草纲目》记载青黛"孩儿百病服之安"。薄荷，李时珍称其"辛能发散，凉能清利，专于清风散热。故头痛，头风，眼目、咽喉、口齿诸病，小儿惊热，及瘰疬、疮疥为要药"。黄连为"治目及痢为要药"。其他，如用大黄清热泻下，牛黄息风止痉、清热解毒等。以上常用药，俱是力宏速效者，在清代凌奂所著《本草害利》中，多列为猛将或次将，其作用优于同类其他药，甚至有着其他药所不能取代的药用价值，值得进一步研究。

4. 善用金石毒药

钱乙虽然一再强调儿科用药不可蛮攻妄下，但对于有当下之证者则下，绝不姑息，因而钱乙一面注意保护小儿娇嫩脏腑，一面用毒药、矿物药速祛实邪，祛邪以扶正，二者有异曲同工之妙。

同一味药在《小儿药证直诀》不同方剂中使用 9 次以上的，列为常用药。钱乙临证中使用较为频繁的药物有：麝香 31 次，薄荷 26 次，轻粉、朱砂各 25 次，黄连、冰片各 22 次，人参、炙甘草各 21 次，木香 17 次，生甘草、青黛各 16 次，巴豆 14 次，全蝎 13 次，牛黄 12 次，大黄、天南星、防风各 11 次，水银、胡黄连各 10 次，干蟾皮、天麻、牵牛子、附子、丁香、半夏、生姜各 9 次。在这些常用药中，毒性药物就有 10 味，小毒药 1 味，常毒药 7 味，大毒药 2 味。其中，巴豆一药在《小儿药证直诀》中运用有 14 处。巴豆有大毒，药性猛烈，具有"泻下冷积、逐水退肿、祛痰、利咽、蚀疮"之功。李时珍曰："巴豆峻用则有戡乱劫病之功，微用亦有抚缓调中之妙。"雄黄，使用 12 次，辛温有毒，有解毒、杀虫之效；轻粉，辛寒有毒，外用攻毒杀虫，内服通便利水。其他如天南星、牵牛子、全蝎、附子等，都运用较频繁。

另外，钱乙在临证中，还大量使用了矿物类药物。据统计，全书共涉及矿物药近 40 种，可分为三类：其一含汞的有水银、轻粉、腻粉、粉霜（即轻粉的精制品）、朱砂计 17 次；含砷的有雄黄、砒霜计 13 次；含铅的有铅、黑铅、铅霜、黄丹、定粉、胡粉、密陀僧计 9 次。其中使用汞的方剂最多。

毒性药物，药性猛烈，疗效亦佳，正确施用则会提高治病效果。钱乙用药可谓胆大心细，只要是治疗需要，则不拘金石、草木、虫、禽、兽等各类药物，因治施用，有条不紊。当然，钱乙使用这些药物时，在炮制、剂型、服法等方面都是非常讲究的。若用大辛大热、大苦大寒、药性剧烈、有毒之品，概宜入丸、散剂，少入汤剂以免中毒或招致不良反应。

5. 多为丸散膏丹

综观钱乙制方，不但组方精、用药妙，而且注重剂型。针对小儿服药困难的特点，《小儿药证直诀》诸方有 90% 以上是用丸、散、膏、丹。且赋形剂、送服方法及时间等，都根据不同的病情而灵活变化。

（1）剂型多，多丸散

钱乙根据小儿病情轻重、年龄大小、药物有无毒性等制造了汤、丸、散、膏、丹等多种剂型。全书 120 方中丸剂 64 方，散剂 38 方，汤剂 6 方，膏剂 6 方，丹剂 3 方，外治法 2 方，磨汁服 1 方。因小儿服药困难、服药量少，故多丸、散，占所有方药的 90% 以上。如此便于小儿服用，又利于药效发挥。

（2）制作工艺多样

丸剂，在钱乙所立诸方中基本上占了一半，但其加工炮制则因病因药而异。在丸药的制作工艺上，分为和蜜为丸、新水磨汁、蒸陈枣肉和捣为丸、甘草水为丸、面糊为丸、水丸、生姜汁丸等。郁李仁丸，直接用方中之药和捣为丸；百祥丸，用水丸或水煮蒸饼为丸；消积丸、胡黄连丸、白饼子、褊银丸，用面糊、饭、糯米粉、陈米粥为丸，借之以养胃气；香银丸、小红丸、小黄丸，用生姜汁、生姜汁面糊为丸，借以止呕吐、化痰涎；泻青丸、葶苈丸，用蜜、枣肉为丸，借甘缓以和胃且能矫味；粉红丸、麝香丸，用猪胆汁、牛胆汁为丸；银砂丸，用梨汁膏为丸，借以润肺化痰止咳。

钱乙在丸剂的制作中，不仅赋形剂灵活多样，且所制药丸大小均以服用方便为前提，有小如麻子、粟米者，大如黍米、鸡头（芡实的别名）者。

（3）用药途径灵活

针对小儿服药困难，钱乙还创造了多种便捷的服药方法。如散剂，加工成细末或咬咀，除用水或酒煎煮外，也有直接调服的。如治"乳母冷热不和及心腹时痛，或水泻，或乳不好"的乌药散，平常用水煎服，心腹疼痛则入酒煎，水泻则用米饮调下。

其给药途经也灵活多样，除了口服药外，还有很多外用法。涂抹法、浴体法，治痱疮用药粉外敷，如兰香散、白粉散。用药封脐法，如治百日内小儿大小便不通，用麝香丸"水研封脐中"。对鼻下赤烂，龈腭牙齿肉烂腐臭，常出鲜血等外科疾病，采用外贴法、外敷法。初生小儿之胎肥、胎热，服药不便，采用浴体法。小儿神昏不能进药者，采用滴鼻法。这些外用法，既扩大了用药途径，又便于小儿接受，对于现在的剂型改革仍很有启发。

（4）送药方法多样

在送服方法上也因病而异。有温水送服、砂糖水送服、竹叶沥下、薄荷汤下、乳水下、米饮下、熟水下、研芝麻汤下、酒调下、倒流水下、紫苏汤下、金银花汤下、龙脑水化下、桃枝汤下、麦冬汤下、冷浆水下等多种。

（5）服药时间灵活

服药时间亦比较灵活，分为食前服、食后服、无时服、临卧服、乳食后服、无时或病发时服等。

钱乙对儿科用药的剂型、赋形剂、服药方法、服药时间都费尽心思，以保证所用方药更好、更快地发挥药效，避免毒副作用。钱乙重视小儿脏腑柔弱、易寒易热、易虚易实的生理、病机特点的思想，在这些细微之处都得到了充分体现。

6. 力求中正平和

钱乙所制之方，精实严谨，有理有法，处处照顾到小儿的生理、病机特点，力求攻不伤正、补不碍邪，少用温燥之品，以妄攻大下为禁忌，尽量保证药性平和中正。如地黄丸中去温燥之桂、附，异功散去除辛燥的半夏，或在使用辛燥药时配伍柔润养阴之品；如藿香散以麦冬配伍半夏以制其刚；或在使用攻下、苦寒药物的同时，配伍健脾和胃之品，力求方药的中正平和等。

对于药品的选择，钱乙除在某些丸、丹、膏剂中，用一些金、石、龙脑、麝香、轻粉、辰砂之类药物外，一般汤剂、散剂中多选用平和中正之品。如调中的青、陈二皮，术、苓、甘草，以及丁香、木香、藿香之味；治肺的桑皮、甘、桔、阿胶、蒡、杏之类；清心的黄连、竹叶、生地、木通之属；泻肝的龙胆草、山栀、钩藤、青黛诸药。其性均属轻灵平正，用之正合小儿脏腑娇嫩、肠胃脆薄，不耐寒热及峻剂毒药的特点。

因小儿脾胃娇嫩，易为虚实，钱乙在用药时尽量以中正平和之品为主，在确实需要使用金石矿物或有毒之物时，也尽量入丸散，并在剂型、服药时间、服药方法上辅以顾护脾胃之法，尽量做到祛邪而不伤正。《小儿药证直诀》全书共有120方（不含附方），不管是丸散膏丹还是汤液外敷剂，从组方配伍、剂型、服药方法等方面，处处体现出钱乙重视顾护脾胃、保护阴液的治疗思想。

（九）方剂命名规律

钱乙"为方博达，不名一师"，不但善于化裁古方，而且创制了许多灵验有效之方。《小儿药证直诀》中方剂之命名，不仅颇具深意，且通俗易懂，容易掌握。其方之命名方式有多种，最具特色之命名，是以五脏五色补泻相配，体现脏腑辨证及脏腑补泻原则。钱乙创制的方剂命名有一定的规律，具体如下：

1. 以五脏五色命名

根据五脏五行理论，五脏配五色，即青色配肝、赤色配心、白色配肺、黄色配脾。钱乙以五脏配五色，再冠以补泻之名，观其方名，便知其功效，既突出了五脏补泻之义，又体现了五脏五行的对应关系。以五脏五色原则命名的方剂有泻青丸、泻白散、泻黄散、益黄散、导赤散等。

泻青丸，因肝木主青而名之，又名泻肝丸，顾名思义，为泻肝胆之剂。《医方考》云："此方名曰泻青，泻肝胆也。"泻白散，又名泻肺散，泻肺中痰热。《医宗金鉴·删补名医方解》云："白者肺之色，泻白，泻肺气之有余也。"泻黄散，又名泻脾散，泻脾中伏火；益黄散，因脾属土色黄，又名补脾散。导赤散，心属火主赤，导心经之火下行。《医宗金鉴·删补名医方解》云："赤色属心，导赤者，导心经之热从小便而出，以心与小肠为表里也。"

2. 以五脏补泻命名

五脏补泻相配名方，方剂功效凸现，同时也彰显了钱乙脏腑辨证的思想。以五脏补泻原则命名的方剂有补肺散、温中丸、补脾散、泻心汤、镇心丸、泻肝丸等。

补肺散，亦名阿胶散。方中重用阿胶为君药，意在滋阴补肺、养血止血；马兜铃清泄肺热、化痰宁嗽，牛蒡子宣肺清热、化痰利咽，杏仁宣降肺气、止咳平喘，共为臣药；粳米、甘草既能补脾益肺，又可调和诸药，为佐使药。诸药合用，补肺阴、清肺热、降肺气、止咳喘。此方补益肺阴以治本，清肺化痰、宁嗽平喘以治标，标本兼顾，主治肺虚久咳之证。

温中丸，温补中焦。《小儿药证直诀·卷下·诸方》云："治小儿胃寒泻白，腹痛肠鸣，吐酸水，不思食，及霍乱吐泻。"方以人参、甘草、白术温补脾土中州，为温中治本之剂。补脾散，即前述益黄散，《绛雪园古方选注》云："土色黄，脾胃应之，不直补土，而从土中泻火、清金、制木，以远客邪，故曰益黄。"此方补中有泻，属于脾胃调节之剂，而非单纯补益剂。

泻心汤，但取一味黄连，故又名一物泻心汤，仿张仲景五泻心汤而创制。黄连既泻心经实火，又泄脾胃湿热，有实则泻子之义。《幼科释谜》谓："此方泻丁心实邪，实则泻其子。"本方与导赤散均能泻心经实火，但导赤散清泻同时兼有滋阴之效，观书中用导赤者多，而用泻心者少。究其原因，除二者见证有别外，亦因钱乙顾及儿科特点，防苦寒败胃。

镇心丸，镇心清热，"治小儿惊痫，心热"。方中用朱砂、龙齿、牛黄、琥珀清热镇惊，防风、全蝎息风止痉，人参、茯苓养心补土，以清心镇惊为功，故名镇心丸。

泻肝丸，即泻青丸，清泄肝胆之剂。

3. 以方中主药命名

根据方中主药命名，具体有地黄丸、白术散、阿胶散、大黄丸、胡黄连丸等。这种命名方式，既体现了脏腑主治，又体现了脏腑辨证。

地黄丸，即六味地黄丸，地黄为君，主补肾。《小儿药证直诀·卷下·诸方》云:"治肾怯失音,囟开不合,神不足,目中白睛多,面色㿠白等。"白术散,即七味白术散,用白术主补脾,故方以补脾为功,"治脾胃久虚,呕吐泄泻"等证。吴崑曰:"本方(四君子汤)加木香、藿香、葛根,名七味白术散……以木、藿之芳香,佐四君入脾,其功更捷;以葛根甘寒,直走阳明,解肌热而除渴也。"(《御纂医宗金鉴·卷二十六》)阿胶散,又名补肺散。方中用阿胶养阴润肺为主药。大黄丸,以大黄泄热逐下,《小儿药证直诀·卷下·诸方》云:"治诸热。"

4. 以主要功效命名

以主要功效命名,观方名便知其功效,一目了然。以主要功效命名的方剂有凉惊丸、温惊丸、利惊丸、安神丸、塌气丸、消积丸、安虫散、止汗散、宣风散、消坚丸等。

凉惊丸、温惊丸(又名粉红丸),皆"治惊疳",惟有寒热轻重之分。《小儿药证直诀·卷上·疮疹候》云:"惟疮疹病后,或发痫,余疮难发痫矣……若凉惊,用凉惊丸;温惊,用粉红丸。"据《婴童百问》记载,凉惊丸治"潮热,口内涎,手足动摇,此心旺也。治惊疳有热发搐,心神惊悸"。凉惊丸,主用草龙胆、牛黄、黄连、龙脑寒降之品清心化痰镇惊以治热惊;温惊丸,主用南星化痰祛风定惊。同时,少佐寒凉定惊之朱砂、天竺黄等,主治惊风诸证。温惊丸与凉惊丸比较,温惊丸中龙脑用量减半,而且无牛黄、麝香等药,其清热之力稍减,故谓之温惊丸,但其仍为清热化痰息风之剂。

利惊丸,"治小儿急惊风"。《医方考·卷五》云:"惊痫气实者,此丸与之。""实者泻之,故用竺黄、青黛以泻肝,牵牛、轻粉以泻脾。泻肝所以驱风,泻脾所以驱涎。"

安神丸,"治面黄颊赤,身壮热,补心。一治心虚肝热,神思恍惚"。又,《小儿药证直诀·卷下·诸方》云:"邪热乘心也,当安之,安神丸主之。"方用芒硝、龙齿、寒水石、麦冬、朱砂等，养心安神镇惊，故名安神丸。

调中丸，由理中丸减甘草剂量而成。调中即理中，调理中焦脾胃。塌气丸，塌，倒下或陷下之义。塌气即使气陷下，消胀之义，因"治虚胀"，故名之。《幼幼集成》云："治寒气郁结，肚腹虚胀。"脘腹虚胀，多因阳虚寒凝所致，故方中用胡椒温中散寒，蝎尾行气通络，二药共奏温脾消胀之功。

消积丸，消除积滞，治大便酸臭，故名。《小儿药证直诀·卷上·积痛》云："口中气温，面黄白，目无精光，或白睛多，及多睡，畏食，或大便酸臭者，当磨积，宜消积丸。"方中以巴豆泄下除积，丁香、砂仁行气消胀。

其他以主要功效命名的方剂还有：安虫散，"治小儿虫痛"。安虫丸，"治上中二焦虚，或胃寒虫动及痛。消坚丸，"消乳癖及下交奶，治痰热膈实，取积"等。

5. 以剂型命名

《小儿药证直诀》卷下共120方，按剂型名方者有膏、散、丸、丹、汤、汁、饮子、饼子，其中以丸散为多。丸方63首，如泻青丸、大黄丸、五色丸等；散方36首，如导赤散、益黄散、白粉散等；膏方6首，如大青膏、花火膏、牛李膏等；丹方3首，如软金丹、青金丹等。尚有钩藤饮子1首、生犀磨汁1首、白饼子1首。从其剂型比例看，各种剂型中以丸方最多，散方次之，而汤方只有5首。虽然这些方并非全由钱乙自创，但大体反映了儿科方中常用的剂型。用药剂型也充分体现了钱乙顾护小儿易虚易实的体质特点，以及用药审慎的思想。

6. 以方药颜色或形态命名

钱乙所用120首方中，还有不少以方药颜色、形态命名。如粉红丸，又名温惊丸，因方中胭脂、朱砂皆赤，使丸色粉红而名方。白玉散，方中白土即滑石。因滑石、寒水石皆白，其散洁白如玉，又或方中有白玉（滑石），故名白玉散。白饼子，又名玉饼子，方中滑石、轻粉皆色白，其饼白如玉，故名玉饼子或白饼子。白粉散，方中海螵蛸、白及、轻粉三味皆白，故名之。

五色丸，治五痫，因五痫各由五脏所主，五脏配五色，故名之。"凡治五痫，皆随脏治之。每脏各有一兽，并有五色丸治其病也。"五色丸虽以五色命名，但不必拘执于五色。故朱丹溪云："五痫虽有分配五脏之说，于经既无所据，而治法亦未见有五者之分，所以不必分五也。"其他，如三圣丸中的小青丸、小红丸、小黄丸等，亦以方药颜色而得名。

除以上命名规律外，还有以疗效名方的，如异功散、二圣丸、如圣丸、四圣散等；以药味数命名的，如二圣丸、二气散、三圣丸、三黄丸、四圣散、五色丸等。均体现了药简力专的特点。

以上所举多为钱乙自创之方，这些方剂的命名方式，也大致反映了钱乙组方用药的思路及规律，尤其是五脏补泻诸方，与书中五脏补泻理论形成一体，有论有法有方，贯通一气。同时，五脏补泻方，也很好地印证了钱乙的五脏补泻理论。如以泻五脏名方者，有泻青丸（泻肝丸）、泻白散、泻黄散、导赤散、泻心汤；以补五脏名方者，有益黄散（补脾散）、补肺散；温中丸、安神丸、白术散、地黄丸，亦有补益之义；调理脾胃方，尚有异功散、调中丸等。泻方中无泻肾之方，补五脏方中无补肝之方，正好反映了钱乙认为肾多虚证、肝多实证的思想。钱乙重视五脏与五行之间的相互配属关系，以五行配五脏名方，制方中同时蕴涵了脏腑之间的生克制化关系，如泻白散、补肺散之培土生金，泻黄散之实则泻子，导赤散之泻心滋肾等。

钱乙创制了大量的儿科方剂，同时，也在继承前人的基础上化裁了许多方剂，使之适合小儿稚阴稚阳、脏腑柔弱的特点，成为儿科专用方。钱乙对方剂的命名，体现了钱乙组方辨证的思路和儿科用药规律、剂型特点，研究其方药命名规律，对理解其学术思想，正确理解、运用与化裁其临床所用方，有重要的参考意义。

（十）有毒矿物质的应用

钱乙用药力求中正平和，以符合小儿脏腑稚嫩、易虚易实的特点。但书中不少方剂使用了如汞、砷、铅等含重金属矿物药，而且用量还相当大，值得注意和引起重视。对于《小儿药证直诀》中金石药的使用，张山雷、熊宗立等持有异议，认为可能系时弊所混，误集于《小儿药证直诀》之中。

经统计，下卷共收载方剂120首，涉及矿物药近40种，可分为三类：其一，含汞的有水银、轻粉、腻粉、粉霜（即轻粉的精制品）、朱砂计17次；其二，含砷的有雄黄、砒霜计13次；其三，含铅的有铅、黑铅、铅霜、黄丹、定粉、胡粉、密陀僧计9次。由此不难看出，使用汞的方剂最多。有的方剂如治疗五痫的五色丸，汞、砷、铅全用，甚至还要用金银器物煎汤送服，熟谙金石药物的专家张觉人先生指出："宋代的方剂，多重用砒、汞、金、银、铅等重金属品物，而且所用剂量还特别大，因此很易引起中毒。"

（十一）婴幼儿护理

1. 初生儿拭口祛胎疾

初生婴儿，刚离母体，脏腑娇嫩，形气未充，抗病力弱，需特别精心呵护。《小儿药证直诀·卷中·记尝所治病二十三证》云："夫胎在腹中，月至六七则已成形，食母秽液，入儿五脏。食至十月，满胃脘中，至生之时，口有不洁。产母以手拭净，则无疾病。俗以黄连汁压之，云下脐粪及涎秽也。"此外，"初生下吐"一节云："初生下，试掠儿口中，秽恶不尽，咽入喉中故吐……凡初生，急须拭掠口中，令净，若啼声一发则咽下，多生诸病。"小惺惺丸后注解云："小儿才生，便宜服一丸，除胎中百疾。"即指出婴儿初生时，须及时清除口中残留的羊水等秽物，搞好口腔卫生，否则咽下易致胃肠道和口腔等疾患。"俗以黄连汁压之"以清解胎毒，此法至今仍为小儿调养所常用，并示人未病先防以除胎中诸疾。

2. 小儿乳母齐调摄

（1）频与乳食

小儿生机蓬勃，发育迅速，饮食或喂养不当，极易产生病变。在饮食护理方面，钱乙提出了"不可令饥""频与乳食"等。

小儿脾胃娇嫩，易受饮食所伤。因而，小儿在饮食上，要注意做到：一是忌早食；二是忌冷食、寒食，以免阻遏中阳；三是"不可令饥"，饥饿日久伤脾，以致生化无源，正气不能鼓舞。

（2）乳母当"忌口""慎口"

乳母的饮食调摄，得到了古代医家的广泛重视。《千金要方》中谈到夏不去热乳，令儿呕逆；冬不去寒乳，令儿咳痢；母新房以乳儿，令儿羸瘦，交胫不能行；母有热以乳儿，令变黄不能食；母怒以乳儿，令喜惊，发气疝，又令上气、癫狂；母新吐下以乳儿，令虚羸；母醉以乳儿，令身热腹满。《太平圣惠方》中提到："凡为乳母，皆有节度。如不禁忌，即令孩子百病并生。如是自晓摄调，可致孩子无疾长寿。"婴幼儿以母乳为主要食物，乳母的饮食、情志变化都可引起母乳变化，从而直接影响婴幼儿健康。饮食调护不仅婴幼儿要注意饮食宜忌，同时乳母也要注意饮食的摄入，才能真正起到饮食调护的作用。钱乙在书中也反复强调乳母调摄的重要性。《小儿药证直诀·卷上·疮疹候》云："凡疮疹当乳母慎口，不可令饥及受风冷。必归肾而变黑，难治也。"《小儿药证直诀·卷上·龟背龟胸》指出，龟胸，"乳母多食五辛亦成"。诸方中服白饼子后"忌热物"，青金丹治"惊风天钓……仍令乳母常忌鱼腥、大蒜、鸡、鸭、猪肉等"。指出小儿乳母饮食对婴幼儿身体健康、疾病康复具有重要的影响。乳汁由乳母气血生成，乳母的饮食偏嗜、情志变化，均影响乳汁生成而直接影响婴儿。因此乳母饮食调摄是否得当，不仅直接影响小儿生长发育，而且与小儿疾病发展、转归都有着直接关系。乳母哺乳期间，要注意调其饮食，适其寒温，饮食要清淡、富于营养，避免过食肥甘油腻，以及辛辣臭恶之物。同时要注意情志调节，保持心情愉快，避免喜怒不节。

钱乙

临证经验

《小儿药证直诀》一书，以钱乙的五脏辨证思想为中心，从理、法、方、药多方面展开，全书虽篇幅不多，但比较系统地展示了钱乙的学术思想。此书中还记载了钱乙大量临证经验与临证医案，通过小儿常见疾病，如惊风发搐、疳病、疮疹、咳嗽、伤风、黄疸，以及小儿发育迟缓、五迟五软等病的诊治，较为系统地展示了钱乙的临证诊治思路、治疗法则、用药特点等。

一、常见疾病诊治

疮疹、惊风、疳病是小儿常见病证。钱乙在前人的基础上，对痘、惊、疳等儿科主要病证，有了较为深刻的认识。特别是对惊风的认识有明显的提高，创立了诊治惊风的系统方法。

（一）惊风

《诸病源候论·卷四十五·小儿杂病诸候》论"惊候"云："小儿惊者，由血气不和，热实在内，心神不定，所以发惊，甚者掣缩变成痫。"《千金要方》《外台秘要》等，以"惊痫""风痫""食痫"命名，惊、痫并称。北宋初年，《太平圣惠方·卷八十五》记载了"急惊风"和"慢惊风"之名，并指出慢惊风属于"乳哺不调，脏腑壅滞"，其病"乍静乍发，心神不安，呕吐痰涎，身体壮热，筋脉不利，睡卧多惊，进退不定，荏苒经时"；而急惊风，则多因"气血不和，夙有实热"，发则"遍身壮热，痰涎壅滞，四肢拘急，筋脉抽掣，项背强直，牙关紧急"。一病缓，一病急。钱乙在前人的基础上，对急、慢惊风有了进一步的阐述。钱乙没有沿用"惊风"这一病名，而是直接用"急惊""慢惊"命名，这种命名被后世接纳并沿用至今。钱乙明确了急惊、慢惊的病因病机、临床表现，确立了急惊、慢惊的治则治法，并完全将惊、痫二证分开。

1. 急惊、慢惊的病因病机

关于小儿惊风之病因病机，《诸病源候论》认为是由受风、惊吓、伤食所致；《太平圣惠方》认为，急惊是由气血不和，素有实热，风邪所乘，扰及心络所致。钱乙在《小儿药证直诀·卷上·脉证治法》中明确指出急惊、慢惊病因病机不同，二者要分别对待。"心主惊"，"小儿急惊者，本因热生于心，身热面赤引饮，口中气热，大小便黄赤，剧则搐也。盖热甚则风生，风属肝，此阳盛阴虚也。故利惊丸主之，以除其痰热"。"肝有风"，"得心热则搐"，"身反折强直不搐，心不受热也"。小儿急惊以发病迅速、高热眼红、口渴引饮、昏迷抽搐、角弓反张等为主症，属实热之象；多由外感六淫，或暴受惊恐，或痰积食滞，致使热邪过甚，燔灼肝经，筋脉失养而生风，属"热盛动风""热极生风"。风为肝木所化，加之痰热阻滞经脉，因而出现诸症。急惊属火、属热、属实。

慢惊为脾虚生风，《小儿药证直诀·卷上·慢惊》云："小儿伤于风冷，病吐泻。医谓脾虚，以温补之。不已，复以凉药治之；又不已，谓之本伤风，医乱攻之，因脾气即虚，内不能散、外不能解，至十余日，其证多睡露睛、身温。""亦有诸吐利久不差者，脾虚生风而成慢惊。""因病后或吐泻，脾胃虚损，遍身冷，口鼻气出亦冷，手足时瘛疭，昏睡，睡露睛。此无阳也，瓜蒌汤主之。"慢惊，乃因病后或吐泻，气血亏虚，筋脉失养，脾虚生风。临床可见身寒肢冷、手足瘛疭、昏睡、睡中露白睛等虚证表现。

急惊是实证、热证，慢惊是虚证、寒证，急惊是阳证、慢惊是阴证，二者有着根本的区别，因而在治疗中要谨慎分别。《小儿药证直诀·卷上·慢惊》指出，"凡急、慢惊，阴阳异证，切宜辨而治之"，并言"世间俗方，多不分别，误小儿甚多"。钱乙这一独创见解，发前人之未发，为后世对惊风的分类和辨证提供了理论与临床依据。

2. 急惊、慢惊的治疗

关于急惊、慢惊的治疗，钱乙强调"切宜辨而治之"，二者不可混淆。还明确指出，"世间俗方，多不分别，误小儿甚多"，对当时医生不辨证妄予施治的弊病提出了直率的批评。

钱乙最早阐明了急惊和慢惊的治疗原则，指出"凡急慢惊，阴阳异证，切宜辨而治之。急惊合凉泻，慢惊合温补"。急惊属阳，当凉泻；慢惊属阴，当温补。

急惊宜凉泻，钱乙治疗急惊选利惊丸（青黛、轻粉、牵牛末、天竺黄）。该方为祛痰清热之峻剂，适用于急惊属痰热实证者。慢惊合温补，温中健脾，用益黄散或瓜蒌汤。瓜蒌汤方中多凉润清热之品，似与温补矛盾。明代李时珍对此方质疑"阳证则可"，"阴证……殊不恰当"。钱乙对此方的解释为二药"用慢火炒焦黄色，研匀，每服一字，煎麝香薄荷汤调下，无时。凡药性虽冷，炒焦用之，乃温也"。其用此方，也说明慢惊并非单纯脾胃虚寒证，而是脾虚兼夹热痰的虚实夹杂之证。

这里需要指出的是，《小儿药证直诀》治疗小儿急、慢惊风抽搐神昏的众多方剂中，运用了金石重坠及香窜走泄之味，如水银、轻粉、辰砂、冰片、麝香、牛黄等。《素问·腹中论》云："石药发癫，芳草发狂。"服之"恐内伤脾"，因金石之品，虽善定神智，但令人发呆；冰片香燥走窜，又最耗心液。惊风急证中用金石药，旨在镇惊平肝以治标，中病即止，不适用于虚实夹杂之慢惊。

《小儿药证直诀》所用治疗急、慢惊风的众多方剂，与钱乙主张用药力求柔润中正平和，以及急惊、慢惊应分别论治的学术观点是相互矛盾的。

因此，张山雷、熊宗立等怀疑这类方剂并非出自钱乙，系时弊所混，误集于《小儿药证直诀》之中。其实，按刘跂所撰《钱仲阳传》，钱乙对慢惊风的治疗，每用《金匮要略》黄土汤。

此外，钱乙还提出了"不可与巴豆及温药大下之"，把妄攻蛮补，损阳竭津，作为治疗急、慢惊的禁忌。

急、慢惊证治，见表5。

表5　急、慢惊证治

惊	病因病机	证候特点	证候属性	治则治法	治疗方剂
急惊	热生于心，热甚风生	身热，面赤，口渴引饮，小便黄赤，抽搐	实证、热证	凉泻	利惊丸
慢惊	脾虚生风	遍身冷，口鼻气出亦冷，手足瘈疭，昏睡，睡露睛	虚证、寒证	温补	益黄散、瓜蒌汤

（二）疳病

疳病，是指小儿脾胃虚损，运化不利，以致气液耗伤、肌肤失养，而形成的慢性消耗性疾患。此病多见于3岁以下婴幼儿。临床上以形体消瘦、肚腹膨大、气血不荣、头发干枯稀少、精神萎靡不振、饮食异常等为特征。本病病程较长，缠绵难愈，且易并发其他疾病，故对小儿的生长发育影响极大。

《诸病源候论·卷三·虚劳病诸候》，首先提出疳病病名。指出"久蒸不除，多变成疳"，"蒸盛过，伤内则变为疳，食人五脏"。指出疳为内伤疾病，病可涉及五脏。《千金要方·卷十五·疳湿痢》提出久泻成疳，言"久下一月不瘥，成疳候"。钱乙在以上基础上，专门对疳病的病因病机、辨证及治疗等加以全面论述。尤其是对疳病的病因病机辨析颇详，治疗用药上也有独到之处，为后世医家诊治疳病奠定了理论基础。

历代医家对疳证的命名繁多。按病因命名者，有热疳、冷疳、哺乳疳、食疳、蛔疳等；按病位定名者，有外疳、内疳、口疳、走马疳、脑疳、鼻疳等；按病证命名者，有疳泻、疳肿胀等；按病情又可分为疳气、疳虚、干疳等。钱乙认为，脾胃失调是疳证的主要病机，但病久则气血虚衰，诸脏失养，必然累及他脏。钱乙独具匠心地对疳证以五脏命名，即肝疳、心疳、脾疳、肾疳、肺疳，根据不同症状，将疳病分属于五脏，即认为五脏可以反映本病的基本病位。

1. 疳病的病因病机

小儿疳病多发生于 3 岁以下，此与小儿时期"脾常不足"的生理特点有关。钱乙明确提出，"疳皆脾胃病，亡津液之所作也"。脾胃失调，是小儿疳证的主要病机。脾胃失调日久，则气血虚衰，脏腑失养，不同的脏腑表现出不同症状，钱乙将疳证分属五脏并以五脏命名，即肝疳、心疳、脾疳、肾疳、肺疳。疳证虽分属五脏，但基本病机皆为脾胃失调。钱乙将导致小儿疳病的原因总结为以下几点：

（1）吐下太过致脾胃虚弱致疳

《小儿药证直诀·卷上·诸疳》云："小儿易虚易实，下之既过，胃中津液耗损，渐令疳瘦。""大病或吐泻后，以药吐下，致脾胃虚弱亡津液。且小儿病疳，皆愚医之所坏病。""间有下证，以冷药下之太过，致脾胃津液少……证变诸端，因亦成疳。""又有吐泻久病，或医妄下之，其虚益甚，津液燥损，亦能成疳。"总之，小儿久病、大病、长期吐泻、误治等，致使脾胃虚损，运化失调，气血生化无源，乃至津液消亡，以致形体日渐消瘦，日久成疳。钱乙告诫说，因小儿体质娇嫩，易虚易实，故凡峻利攻下之剂，应审慎使用，切勿孟浪从事，以免攻伐无辜，损伤正气而导致不良后果。

（2）饮食不节损伤脾胃致疳

饮食不节可损伤脾胃，日久致疳。《小儿药证直诀·卷上·腹中有癖》云："小儿病癖，由乳食不消，伏在腹中，乍凉乍热，饮水或喘嗽，与潮热相类，不早治，必成疳。"乳幼儿时期，脾胃运化功能薄弱，易生积滞，所以有"乳贵有时，食贵有节"的喂养方法。如果饮食无度，脾胃受纳功能受损，则饮食积滞，壅滞中焦，损伤脾胃。日久脾胃运化功能失调，水谷精微不能充分吸收，脏腑百骸失于滋养而成疳病。

钱乙指出，疳病主在脾胃，但并不局限于脾胃，所谓"有积不治，传之余脏"；疳病分属五脏，有五疳之称，此外还有内疳、外疳、筋疳和骨疳。临床表现各有特点：肝疳，白膜遮睛。心疳，面黄颊赤。脾疳，又名肥疳，其临床表现不一，可见种种奇怪症状，主要有体黄腹大，食泥土；或目涩或生白膜，唇赤，身黄干或黑，喜卧冷地；或食泥土，身有疥疮，泻青白黄沫，水利色变，易腹满，身耳鼻皆有疮，发鬓作穗，头大项细极瘦，饮水等。肾疳，极瘦，身有疥疮。肺疳，气喘，口舌生疮。疳在内，目肿，腹胀，利色无常，或沫青白，渐瘦弱；疳在外，鼻下赤烂，目燥，鼻头上有疮不着痂，渐绕耳生疮。筋疳，泻血而瘦；骨疳，喜卧冷地。

2. 疳病的治疗

在疳病治疗上，钱乙提出"依本脏补其母""辨冷热肥瘦"的治疗法则。

（1）依本脏补其母

钱乙首先提出治疗五脏疳的原则，为"皆依本脏补其母及与治疳药"。初病，津液少者，当健脾胃、生津液，用白术散主之；肝疳，当补肝，地黄丸主之；心疳，当补心，安神丸主之；肾疳，当补肾，地黄丸主之；肺疳，当补肺，以益黄散培土以生金；脾疳，当补脾，益黄散主之；筋疳，当补肝，地黄丸主之；骨疳，当补肾，地黄丸主之。

（2）辨冷热肥瘦

对于疳证的治疗，钱乙还提出当"辨冷热肥瘦"。初成疳者与久病者，有寒热虚实之别。"病初者为肥热疳，久病者为瘦冷疳"。疳病初起，因小儿脾胃虚弱，又饮食不节，过食肥甘，脾胃受损，运化失常，蕴积日久生湿生热，故小儿出现腹胀中满、泻下黄沫、面黄肌瘦等一派湿热蕴积中焦之象，谓之肥热疳。疳病日久，脾阳不振，运化无力，故小儿腹胀、下利、泻下清白泡沫、形体瘦弱、目胞浮肿等，呈现一派脾阳不振，中焦虚寒之象，谓之瘦冷疳。寒则热之，热则寒之。疳病属寒者用木香丸，属热者用黄连丸；若为冷热之疳，则尤宜用如圣丸。若初病津液少者，当生胃中津液，用白术散治之。总之，治疗疳病，辨寒热虚实是立法用药的根本。

同时，钱乙根据小儿"脏腑柔弱，易虚易实，易寒易热"之特点，提出对小儿疳病的治疗，时时以妄攻误下为禁忌。《小儿药证直诀·卷上·诸疳》提出："小儿易虚易实，下之既过，胃中津液耗损，渐令疳瘦。"又云："小儿之脏腑柔弱，不可痛击，大下必亡津液而成疳。"

对于小儿疳病，饮食调护也是重要的方面。小儿脾胃运化功能薄弱，易生积滞，壅滞中焦，损伤脾胃；脾胃运化功能失调，水谷精微不能充分吸收，脏腑百骸失于滋养而成疳病。或因喂养不当，母乳不足，过早断乳，未能及时给予辅食；或是父母过度溺爱，随意妄投滋补食品，导致胃不受纳，脾失健运，形体渐瘦，均可形成疳积。因此，钱乙强调疳病患儿应注重饮食调理，应给予充足的母乳喂养，不应过早断乳。断乳者应予软烂易消化、营养丰富饮食以补充，切不可超量给予难以消化吸收的滋补之品，致脾胃受损。

诸疳证治，见表6。

表6　诸疳证治

疳病	病因病机	主要症状	治则治法	治疗方剂
脾疳	吐下太过致脾胃虚弱致疳；饮食不节损伤脾胃致疳	身黄瘦，皮干，腹大，食泥土	补脾	益黄散
肝疳		白膜遮睛	补肝	地黄丸
心疳		面黄颊赤，身壮热	补心	安神丸
肺疳		气喘，口鼻生疮	补肺	益黄散
肾疳		极瘦，身有疮疥	补肾	地黄丸
筋疳		泻血而瘦	补肝	地黄丸
骨疳		喜卧冷地	补肾	地黄丸

（三）疮疹

北宋时期，疮、疹、斑疹、水疱等发疹性疾病，已严重危害小儿健康。钱乙将此类疾病合称为疮疹，并辟"疮疹候"专篇加以论述。《小儿药证直诀·卷上·疮疹候》云："面燥腮赤，目胞亦赤，呵欠顿闷，乍凉乍热，咳嗽嚏喷，手足梢冷，夜卧惊悸，多睡，并疮疹证，此天行之病也。"疮疹是小儿常见皮肤病，具有一定的传染性。钱乙所阐述的疮、疹等，类似于现今的天花、麻疹、猩红热、水痘等传染性发疹疾病。

1. 疮疹的病因病机

《中藏经》云："夫痈疽疮肿之所作者，皆五脏六腑蓄毒不流则生矣，非独因荣卫壅塞而发者也。"明确指出，外科疮疹的发生与人体内脏腑失调有密切关系。钱乙从临床实际出发，体会到疮疹之疾虽多生于体表某一部位，但与脏腑功能失调有关，它往往是整体病变在局部的反映。故钱乙遵经旨指出"凡疮疹乃五脏毒"，"小儿在胎十月，食五脏血秽，生下则其毒当出"，小儿疮疹主要是"内相胜也"，五脏毒外发所致。

"疮疹始发之时，五脏证见"，疮疹"未发出，则见五脏证，已出则归一脏也"，"疮疹之状，皆五脏之液"。疮疹由五脏毒外发所致，钱乙根据形态、颜色、大小，将疮疹分属五脏。其云："其疮出有五名：肝为水疱，以泪出如水，其色青小。肺为脓疱，如涕稠浊，色白而大。心为斑，主心血，色赤而小，次于水疱。脾为疹，小次斑疱，其主裹血，故赤色黄浅也。涕泪出多，故脓疱、水疱皆大。血营于内，所出不多，故斑疹皆小也。病疱者，涕泪俱少，譬胞中容水，水去则瘦故也。"

肝脏水疱，肺脏脓疱，心脏斑，脾脏疹，归肾变黑。因肝之液为泪，肝病则外发水疱，仿佛泪出如水，故水疱色青而小，伴呵欠、顿闷等肝证；肺之液为涕，肺病则外发为脓疱，疱内液像涕一样稠浊，色白而形大，伴面目腮颊赤、咳嗽、喷嚏等肺证；心主血，心病外发则成斑，因血营于内，所出不多，故斑色赤而小，次于水疱，伴时发惊悸等心证；脾主裹血，脾病发为疹，赤色黄浅，形小于斑疱，伴乍凉乍热、积冷等脾证。钱乙还指出，五脏中肾不食毒秽而无临床诸症，但凡上述疮疹极期逆变，疮色变黑，均归属于肾，为内虚邪陷之危候死证。

2. 疮疹的轻重顺逆

钱乙指出："凡疮疹若出，辨视轻重。"在小儿疮疹辨治中，钱乙除重视小儿面色、眼神、口舌等征象外，还根据疮疹分布之稀疏稠密、出疹量、颜色、伴随症状等，了解小儿疮疹发病轻重，判定病情预后顺逆，指导用药治疗。临证中，钱乙主张从以下几个方面辨别小儿疮疹之轻重顺逆：

（1）疮疹分布与出疹速度

从疮疹的分布与出疹速度来看，疮疹"出稀者轻"，"疮夹疹者，半轻半重也；若一发便出尽者，必重也"。若疮疹出疹速度快，迅速布满全身，说明邪毒盛，热势剧，多为危重逆证。若疮夹疹，病情较重，但尚无危殆之险。如疮疹稀疏，出疹和缓者，病情轻微，预后较好。

（2）疮疹颜色

从疮疹的颜色来看，"里外微红者轻；外黑里赤者微重也；外白里黑者大重也；疮端里黑点如针孔者势剧也"，"黑者无问何时，十难救一"。疮疹颜色是判断病情轻重的依据之一：若疮疹色微红，热毒不盛，病情较轻；疮疹外黑里赤者，虽热毒炽盛但正气尚足，病情较重；疮疹外白里黑者，热毒入里，正气已虚，病情重；若疮端里有黑点为正气亏虚，津液耗竭，疮毒内陷之象，严重者可出现烦躁、神昏、痉厥、腹胀、二便不通等热入营血之危候。

（3）发疹季节

从发疹季节来看，"大抵疮疹属阳，出则为顺"。故一般而言，以"春夏病为顺，秋冬病为逆；冬月肾旺，又盛寒，病多归肾变黑"。但同时又要具体结合疮疹所发时间来辨其顺逆，若"春脓疱，夏黑陷，秋斑子，冬疹子，亦不顺也"。肝应春，心应夏，肺应秋，肾应冬。春时肝旺，若春发脓疱，脓疱属肺，说明肺金旺乘肝木，故此证亦不顺。余证类推。

（4）小儿全身情况

从全身情况来看，如"疮疹若起能食，脉平无证"，则为轻证、顺证；若疮疹"青干紫陷，昏睡，汗出不止，烦躁热渴，腹胀，啼喘，大小便不通者，困也"，则为重证、逆证。小儿发疮疹，若神清语亮，活动自如，饮食如常，脉和缓，热轻病情轻。若小儿神昏或烦躁哭闹不止，大汗、烦渴，二便闭，为疮毒内陷入营血、内陷心肺之危候，需密切关注。

3. 疮疹的治疗

小儿脏腑娇嫩，神气怯弱，传变迅速。故在治疗用药方面，必须及时、审慎。钱乙治疗小儿疮疹有其独特之处。

（1）治疗法则

钱乙主张，大热者，当利小便；小热者，宜解毒。黑陷者，宜下。小儿疮疹为五脏之毒外发所致，由内而生。故治疗疮疹，有大热者，当利小便；有小热者，宜解毒。若黑紫干陷者，则下之；不黑者，不可下。此为钱乙治疗小儿疮疹的大法则，临证中再根据小儿具体情况灵活运用利、清、下三法。如"身热烦渴，腹满而喘，大小便涩，面赤，闷乱，大吐，此当利小便"，可选导赤散、紫草散等使热毒从小便而解。若热毒壅盛，症见疮疹"黑紫干陷，或寒战噤牙，或身黄肿紫"，则急用百祥丸利水泻热。

（2）疮疹治疗药宜平和

小儿疮疹以出为顺，故治疗当用性味平和之品，慎用辛温燥烈发散之品。

（3）要注意饮食护理

小儿疮疹，在药物治疗的同时，饮食护理同样很重要。乳儿要注重调适乳食，一是乳母应慎口，忌进食辛热发散之物以免通过乳汁传给乳儿；二是乳儿进食哺乳定时，无使过饥，顾护脾胃功能，使乳儿胃气无损，增强抗病能力。同时小儿出疹，要避免吹风受寒以防疮疹内陷。此为出疹患儿的护理留下了宝贵的经验。

4. 疮疹的预后

小儿疮疹若变黑内陷，则为危急重证。若疮黑陷，用百祥丸下之后不愈，出现恶寒、身冷、汗出、耳尻反热者，此为水旺反侮脾土之象，为死病；若以百祥丸下后，出现身热、欲饮水者，此为脾土之气恢复，脾土胜肾水之象，则可治。

若疮疹变黑伴有腹泻、便脓血及痂皮者，此为邪入六腑、邪有出路之征，病情为顺。若疮疹黑陷，腹泻伴有纳食不消者，病情为逆。疮毒入中焦，脾虚不能制约肾水，肾水反侮脾土，土气衰败而难治。

（四）咳嗽

咳嗽，是小儿肺部疾患中的一种常见病症。有声无痰为咳，有痰无声为嗽，有声有痰的为咳嗽。咳嗽，一年四季均可发生，尤以冬春季为多，外感风寒、风热之邪，肺失宣发肃降而咳嗽。其他脏腑病变，也能影响肺的宣发肃降功能而导致咳嗽。从病变部位论，小儿咳嗽，不论何种原因所致，皆与肺脏有密切关系。通观《小儿药证直诀》，钱乙对五脏应时极为重视，常从时令、时辰着眼，阐明病因、确立治则、推测预后，对于咳嗽亦不例外。

1. 咳嗽的病因病机

钱乙认为，小儿咳嗽有内伤、外感之分。外感咳嗽由感风寒所致，内伤咳嗽则有痰热、肺热、阴虚、痰盛等不同原因。

（1）风寒咳嗽

《小儿药证直诀·卷上·咳嗽》云："十一月、十二月嗽者，乃伤风嗽也。风从背脊第三椎肺俞穴入也，当以麻黄汤汗之。"十一月、十二月正值隆冬时节，风寒外束，邪犯肺卫，腠理闭塞，肺失宣降，故发热、恶寒、无汗、咳嗽频作，昼轻夜重。

（2）痰热咳嗽

《小儿药证直诀·卷上·咳嗽》云："八、九月间，肺气大旺，病嗽者，其病必实，非久病也。其证面赤、痰盛、身热，法当以葶苈丸下之。若久者，不可下也。"又云："若伤风咳嗽五七日，无热证而但嗽者，亦葶苈丸下之，后用化痰药。"八、九月行金令，肺应于秋，肺气大旺，外感热邪或风寒之邪入里化火，灼津成痰，故病嗽者，多为痰热实证。痰热壅肺，气火上升，肺气不宣，则咳嗽、痰多、发热、面红目赤。

（3）肺热咳嗽

《小儿药证直诀·卷上·咳嗽》云："有肺盛者，咳而后喘，面肿，欲饮水；有不饮水者，其身即热，以泻白散泻之。"肺有郁热，气逆不降而为咳喘，津液不能上承则欲饮水；肺合皮毛，外主肌表，肺热则皮肤蒸热，此热不属外感，乃伏热渐伤阴分所致，其热往往以午后为甚。

（4）阴虚咳嗽

《小儿药证直诀·卷上·咳嗽》云："有肺虚者，咳而哽气，时时长出气，喉中有声，此久病也，以阿胶散补之。"又云："久嗽者，肺亡津液，阿胶散补之。"小儿素体虚弱，复感外邪，致使咳嗽频作，肺脾受损，温热久羁，津液被灼，肺阴耗伤，则干咳少痰、喉痒声嘶，或咳痰带血。

（5）痰盛咳嗽

《小儿药证直诀·卷上·咳嗽》云："若五七日间，其证身热痰盛唾黏者，以褊银丸下之。"又云："痰盛者，先实脾，后以褊银丸微下之，涎退即补肺。"又云："咳而痰实，不甚喘而面赤，时饮水者，可褊银丸下之。"脾为生痰之源，肺为贮痰之器。小儿肺脾不足，脾失健运，则停湿生痰；湿痰犯肺，痰湿蕴积生热，热灼津伤，则咳嗽、咳痰黏稠。

2. 咳嗽的治疗

小儿五脏六腑成而未全，全而未壮，病后易虚易实，易寒易热。咳嗽初起多为实证，日久耗气伤阴可转为虚证；咳嗽虽多因秋冬感寒引起，但多可从热化，因此，咳嗽寒热虚实均有。钱乙抓住虚实二端，提出治嗽大法，即"盛即下之，久即补之，又量虚实，以意增损"。根据咳嗽新久、患儿禀赋强弱、邪正盛衰来确定补泻。一般而言，痰热盛则泻其实，久病者多有正气不足，则用补法。

钱乙认为，小儿咳嗽初起者，以热证、实证居多，治咳多用清法。咳嗽乃肺气上逆所致，因而钱乙治疗咳嗽重视使用化痰降气之品，且每于方后特注"下之"二字，以示医者，热清气降，咳嗽得愈。

《小儿药证直诀》中共列治咳嗽方剂八首。其中，只有麻黄汤性温，用于外感风寒之咳嗽；其余七方性皆偏凉，针对各种不同类型的肺热咳嗽而设。泻白散，泻肺中郁热，治肺火郁结、壅塞不降致肺盛上气喘嗽，见咳喘、面肿、欲饮水、身热者；甘桔汤，宣肺泻热，治肺气闭于上，见手掐眉目鼻面、面赤、饮水、涎热、咽喉不利，及热伤肺络，见嗽而咯脓血者。葶苈丸下肺中痰热，百祥丸清热毒，褊银丸、白饼子峻泻痰热食积。阿胶散，养阴清肺，用于肺虚有火咳嗽，此方是治咳八方中唯一用补法的方剂。

咳嗽证治，见表7。

表7　咳嗽证治

虚实	咳嗽	主要症状	治法	治疗方剂	治疗总则
实咳	风寒咳嗽	热、恶寒、无汗、咳嗽频作，昼轻夜重	汗之	麻黄汤	盛即下之，久即补之，又量虚实，以意增损
	痰热咳嗽	面赤、痰盛、身热	下之	葶苈丸	
	肺热咳嗽	咳而后喘，面肿，欲饮水，有不饮水者，其身即热	泻之	泻白散	
	痰盛咳嗽	身热痰盛唾黏者，或咳而痰实，不甚喘而面赤，时饮水者	下之	褊银丸、百祥丸、白饼子	
虚咳	阴虚咳嗽	咳而哽气，时时长出气，喉中有声	补之	阿胶散	

（五）伤风

小儿伤风，也称小儿感冒，是小儿时期最常见的外感疾病。小儿脏腑娇嫩，肌肤疏薄，卫外不固，加之冷暖不能自调，因而易于感受外邪，常因四时气候变化，冷热失常，风邪易乘虚侵袭而发病。

1. 伤风的病因病机

小儿伤风，因外感风寒所致。因小儿体质差异，可见到多种不同临床表现。伤风手足冷者，指小儿伤风本应身热，反而出现手足发冷，为脾阳虚，不充四末之象。脾主四肢，脾气旺盛，四末自温。伤风自利者，指外感风邪后出现泻利，临床表现为怕冷鼻塞、咳嗽气促，兼见泄泻，多因脾胃嫩弱，感受风邪，肺气上逆，脾失健运所致。伤风腹胀者，指伤风外感病，患儿出现明显腹胀症状，说明脾虚而运化失常。脾居中焦，为气机升降出入之枢纽，脾失健运则中焦气机不利而腹胀。伤风下后余热者，"以药下之太过，胃中虚热，饮水无力也"。伤风治疗不当，攻下太过，胃中津液耗损，余热未清，可见口干、发热等虚实夹杂之证。

伤风兼脏，指伤风病兼见五脏病变。如《小儿药证直诀·卷上·伤风兼脏》云："兼心则惊悸；兼肺则闷乱、喘息哽气、长出气、嗽；兼肾则畏明。各随补母，脏虚见，故也。"因心气虚，郁热太盛，热扰心神，则心神不宁而惊悸；肺气虚，风邪入里，肺气闭郁，肺失宣肃则咳嗽、闷乱、喘息、气上下不相接续；肾气虚，风邪入肾，肾中邪气实，肾精不能上承于目而为之精，故畏明。钱乙所述兼脏，属脏气虚，风邪入里，治宜随其主证而补其母气，疾病则愈。

2. 伤风的治疗

《小儿药证直诀·卷上·伤风》云："伤风，昏睡，口中气热，呵欠，顿闷，当发散，与大青膏。解不散，有下证，当下，大黄丸主之。大饮水不止而善食者，可微下。余不可下。"小儿伤风感冒，由外感风邪引起，发散风邪为首务，钱乙主张给予大青膏。若发散后，病不愈，而有下证，可用大黄丸下之，导热下行；若大渴，饮水不止而善食者，胃热实证形成，可微下之；无下证者，不可使用下法，以免引邪入里。小儿幼稚脏腑之气未充，临床不见内实之证，不宜轻用下药。

小儿伤风有脏腑兼证者，须根据小儿体质强弱，确定先发散而后补虚，或先扶正而后发散。如小儿体质壮实，正气充足，则可首选大青膏以发散风邪。若小儿脾气虚怯，伤风后出现手足冷、腹胀、自利等脾虚兼证者，则宜先补脾扶正而后发散攻下祛邪。补脾扶正，可用益黄散健脾益气，或用调中丸温中健脾。待小儿脾气恢复，再用大青膏发散祛风；兼大便干秘者，则用大黄丸通腑泄热；伤风后见腹胀者，则先用塌气丸消胀除满，而后再用大青膏发散风邪。若伤风后攻下太过，或伤风后吐泻不止，兼见身热者，为余热未清，胃中津液耗损，虚热内生所致，治疗当以白术散健脾和胃，生胃中津液，用大青膏发散余邪、清余热。

归纳钱乙治疗小儿伤风的法则，总的治疗原则是发散、补脾胃。体质壮实、邪气盛者，则先发散而后补脾胃；体质虚弱，不耐攻伐者，则先补脾胃而后发散。代表方剂：发散用大青膏，补脾胃用益黄散。

伤风证治，见表8。

表8　伤风证治

伤风	病因病机	主要症状	治则治法	治疗方剂
伤风	外感风邪	昏睡，口中气热，呵欠，顿闷	发散	大青膏
伤风手足冷	外感风邪，内兼脾脏怯	昏睡，口中气热，呵欠，顿闷，手足冷	先和脾后发散	益黄散、大青膏
伤风自利	外感风邪，脾脏虚怯	昏睡，口中气热，呵欠，顿闷，下利	先补脾后发散	益黄散、调中丸、大青膏
伤风腹胀	外感风邪，兼脾虚	昏睡，口中气热，呵欠，顿闷，腹胀	先补脾后发散	塌气丸、大青膏
伤风兼脏	外感风邪，兼心虚或肺虚或肾虚	昏睡，口中气热，呵欠，顿闷，兼见惊悸或闷乱、喘息或畏明	先补心或补肺或补肾后发散	安神丸、阿胶散、地黄丸、大青膏
伤风下后余热	大下损伤胃津，虚热内生	身热，口渴，饮水无力	生胃中津液	白术散

（六）五迟五软

五迟，是指立迟、行迟、发迟、齿迟和语迟；五软，是指头项软、口软、手软、足软、肌肉软，为小儿生长发育迟缓的一类疾病。患儿筋骨痿弱，发育迟缓，头发稀少，色泽无华，坐起、站立、行走、生齿及语言等明显迟于正常同龄小儿，或伴智力低下。五迟与五软，既可单独出现，也常互为并见。西医学中的脑发育不全、智力低下、脑性瘫痪、佝偻病等，均属于中医"五迟""五软"范围。古代医籍有关五迟、五软的记载颇多。如《诸病源候论》中，有"齿不生候""数岁不能行候""头发不生候""四五岁不能语候"等。

《小儿药证直诀》中，记载了小儿生长发育迟缓和智力发育不全的一类疾病，如"神不足""长必少笑""病后不语""长大不行，行则脚细；齿久不生，生则不固；发久不生，生则不黑"等，此属"五迟五软"。

1. 五迟五软的病因病机

《医宗金鉴》云："小儿五迟之证，多因父母气血虚弱，先天有亏，致儿生下筋骨软弱，行步艰难，齿不速长，坐不能稳，要皆肾气不足之故。"先天禀赋不足，是五迟五软的重要原因。

《小儿药证直诀·卷上·肾虚》云："儿本虚怯，由胎气不成，则神不足。目中白睛多，其颅即解，面色㿠白，此皆难养，纵长不过八八之数；若恣色欲，多不及四旬而亡。或有因病而致肾虚者，非也。又肾气不足则下窜，盖骨重惟欲坠于下而缩身也。肾水，阴也。肾虚则畏明，皆宜补肾，地黄丸主之。"钱乙认为，小儿生长发育迟缓和智力不全，是由先天胎气怯弱，肾气亏虚，或病后肾虚而致。肾主骨生髓，为生长发育之本。肾阴亏损，则不能生髓。骨髓不足则脚软、行迟、齿迟，脑髓不足则失神、不语。父精母血，聚而成胎。若父精不足、母血气虚，或母孕时患病、药物受害等不利因素影响胎儿，以致先天禀赋不足，精气不足，脑髓未满；或小儿病后治疗不当，妄攻误下，徒伤小儿正气，虚耗肾阴，都可导致发育迟缓，出现五迟、五软。不论是先天或后天因素，总不离乎肾虚。

2. 五迟五软的治疗

《小儿药证直诀·卷下·地黄丸》云："地黄丸，治肾怯失音，囟开不合，神不足，目中白睛多，面色㿠白等方。"钱乙提出"肾主虚"，肾为先天之本；精生髓，脑为髓海，精气充足则脑髓满。钱乙根据肾、精、髓、脑的辨证关系，创立了闻名古今的地黄丸以补肾生精，达到化气生精、精生神健的功效。故凡见病后不语，或数岁不语、神不足、囟开不合、行迟、齿迟等生长发育迟缓和智力障碍，以补肾之地黄丸治之往往可收良效。

地黄丸全方，由熟地黄八钱，山萸肉、干山药各四钱，泽泻、牡丹皮、白茯苓各三钱组成。熟地为君，滋阴补肾、填精益髓；山茱萸养肝涩精，山药补脾固精，两药都可协助熟地以充复肾中阴精，共为臣药，为三补；又配泽泻泻肾利湿，并防熟地之滋腻；丹皮清泻肝火，并制山茱萸之温涩；茯苓健脾淡渗利湿，以助山药之补脾，共为佐使药，为三泻。全方补而不滞，补中寓消。

二、医案分析

《小儿药证直诀》中，共记载病案28例。一为卷中的"记尝所治病二十三证"，即23个医案。此外，《钱仲阳传》中涉及一部分医案，共28例。涉及病种12种：抽搐（5例）、吐泻（7例）、喘嗽（4例）、疮疹（2例）。原3例，有2例重复）、发热（3例）、汗证（1例）、虫痛（1例）、癖证（1例）、目直视（1例），同时有皇子仪国公病瘛（1例）、妊妇胎动不安（1例）、乳妇恐证（1例），尚有1例为预见死证。涉及的病证为儿科常见病，如抽搐、吐泻、喘嗽等，同时亦包括其他科疾病，如妇产科病。

《小儿药证直诀·卷中》记载的 23 个医案中，有 21 例为他医误治后又经钱乙救治者。其中，除有 2 例经钱乙判断属死证外，其余 19 例全部治愈。并且，这 19 例属于反复误治，病情复杂危重，众医措手难以救疗者。另外，《钱仲阳传》中，尚记有皇子仪国公病瘛，国医未能治；妊妇得疾，险被医堕胎；乳妇恐证，人不能晓。皆为钱乙治愈。可见钱乙医术之高明。

《小儿药证直诀》医案部分，详细记载了患者的年龄、发病时间、季节时令、症状表现及治疗过程，且常在医案中以对答辩论方式充分展示钱乙的治疗思路与见解，医案记录生动形象，读者常有身临其境之感。

《小儿药证直诀》医案部分，具体反映了钱乙的临床治疗思想、临证经验，与卷上之脉证、治法理论部分相互呼应，互为发明。医案部分行文简捷、语言精当，常以设问对答方式阐明医理，论理精辟、简明易懂，故深入挖掘钱乙医案，对研究其儿科治疗思想、治疗方法，进而指导儿科临床有重要意义。

（一）惊搐案

1. 惊吓发搐案

四大王宫五太尉，因坠秋千发惊搐。医以发热药，治之不愈。钱乙曰：本急惊，后生大热，当先退其热。以大黄丸、玉露散、惺惺丸，加以牛黄、龙、麝解之。不愈。至三日，肌肤上热。钱曰：更二日不愈，必发斑疮，盖热不能出也。他医初用药发散，发散入表，表热即斑生。本初惊时，当用利惊药下之，今发散，乃逆也。后二日，果斑出，以必胜膏治之，七日愈。（《小儿药证直诀·卷中·记尝所治病二十三证》）

按语：钱乙曰："若小儿热痰客于心胃，因闻声非常，则动而惊搐矣。若热极，虽不闻声及惊，亦自发搐。"患儿元气未充，神气怯弱，暴受惊恐，惊则气机紊乱。若素有痰热内盛，痰热扰动肝风则发为惊搐。小儿发搐，惊吓是诱发因素，素有痰热则是发病的主要原因。

急惊本为阳证、热证、实证，治宜镇惊安神、平肝息风。钱乙对此证的治疗原则是先退其热，用利惊药下之。药用大黄丸、玉露散、惺惺丸加牛黄、龙、麝等药。大黄丸（大黄、黄芩）以泄其内热；玉露散（寒水石、石膏、生甘草）既退热又镇惊，其重用寒水石，于清热中镇心神、降心火；惺惺丸（辰砂、青礞石、金牙石、雄黄、蟾灰、牛黄、龙脑、麝香、蛇黄）有镇惊涤痰开窍之效。

此例中有发热，故他医误以为感受外邪发热，误用辛温发散药物，本欲解表散热，不料生成他变；热不得泄，阴液受伤，则风火愈甚，故而生大热；至三日，肌肤上热，属于蒸蒸发热之一种，为内热。钱乙分析指出，过二日不愈必发斑疮。后二日，果斑出，乃里热从内向外，热郁于肌肤，不得外发，则发生斑疮。钱乙用必胜膏（李子肉捣烂，杏仁汤吞服），清营分之热，透邪外出，七日后痊愈。

2. 虚中夹实惊搐案

皇都徐氏子，三岁，病潮热。每日西则发搐，身微热，而目微斜及露睛，四肢冷而喘，大便微黄。钱与李医同治，钱问李曰：病何搐也？李曰：有风。何身热微温？曰：四肢所作。何目斜露睛？曰：搐则目斜。何肢冷？曰：冷厥必内热。曰：何喘？曰：搐之甚也。曰：何以治之？曰：嚏惊丸鼻中灌之，必搐止。钱又问曰：既谓风病，温壮搐引，目斜露睛，内热肢冷，及搐甚而喘，并以何药治之？李曰：皆此药也。钱曰：不然！搐者肝实也，故令搐。日西身微热者，肺潮用事，肺主身温且热者，为肺虚。所以目微斜、露睛者，肝肺相胜也。肢冷者，脾虚也。肺若虚甚，母脾亦弱，木气乘脾，四肢即冷。治之当先用益黄散、阿胶散；得脾虚证退后，以泻青丸、导赤散、凉惊丸治之，后九日平愈。（《小儿药证直诀·卷中·记尝所治病二十三证》）

按语： 此惊搐案，属非典型急惊、慢惊，为虚中夹实，虚实互见的惊搐案。因而，辨治时容易虚实混淆，辨别不清。此案以对话形式展示了辨治时容易出现的错误认识，以及如何正确认识此案。李医遵循常规辨治惊搐案，认为惊搐多为实证，为热极肝风内动所致，因而治疗当给予嚏惊丸以泻之。但此证虽惊搐，属肝实，但身微热、目微斜、露睛、内热肢冷、搐甚而喘，均非实热惊搐之象。故钱乙指出此案为肝木有余，乘脾侮肺，脾肺不足之抽搐。肺虚则日西身微热；目微斜、露睛是肺虚反受肝木克制，肢冷是脾虚、木气乘脾所致。治疗当用益黄散、阿胶散，先补脾肺之虚，再用泻青丸、导赤散、凉惊丸泻木火之实，以收清热平肝、息风定惊之功。

3. 吐泻慢惊案

东都王氏子，吐泻，诸医用药下之至虚，变慢惊。其候，睡露睛，手足瘛疭而身冷。钱曰：此慢惊也。与瓜蒌汤。其子胃气实，即开目而身温。王疑其子不大小便，令诸医以药利之，医留八正散等，数服不利而身复冷。令钱乙利小便，钱曰：不当利小便，利之必身冷。王曰：已身冷矣，因抱出。钱曰：不能食而胃中虚，若利大小便即死。久即脾肾俱虚，当身冷而闭目，幸胎气实而难衰也。钱用益黄散、使君子丸，四服，令微饮食。至日午果能饮食。所以然者，谓利大小便，脾胃虚寒，当补脾，不可别攻也。后又不语，诸医作失音治之。钱曰：既失音，何开目而能饮食？又牙不噤，而口不紧也。诸医不能晓，钱以地黄丸补肾。所以然者，用清药利小便，致脾肾俱虚，今脾已实，肾虚，故补肾必安，治之半月而能言，一月而痊愈。（《小儿药证直诀·卷中·记尝所治病二十三证》）

按语： 本案为典型慢惊风案。起病有上吐下泻，当知脾胃先虚。但诸医失察，又以利下之法治之，使脾胃更虚，致使肝木乘虚，风从内生，而成慢惊风。

此案治疗中，因屡犯虚虚实实之戒，几经周折，治疗过程较复杂。初起因病吐泻，误用攻下之药，造成脾胃虚寒而成慢惊，症见睡时露睛、手足瘛疭而身冷。昏睡露睛、时瘛疭、不发热而身冷，乃内外虚寒之象，非热极生风。钱乙治以瓜蒌汤，服后患儿胃气渐实，即目开身温，病见好转。

患儿不大小便，此正是利下导致脾胃虚弱，水谷运化失职所致。但其父请医用八正散等利尿药，又犯虚虚实实之戒。以致脾肾两虚，二便不利而身复冷，且不能食。本脾胃虚弱，若温补脾胃则大小便自畅，但误作通利，脾肾更虚。因而，钱乙指出若再利二便即死。故用益黄散、使君子丸补脾益气以健脾运，忌用攻下。

经过前番治疗，脾气已实，中焦健运则身温、目开能食。但肾虚未复，患儿虽牙口不紧，但不语，此本为肾虚所致，他医误作实证失音治，不愈。钱乙复予地黄丸补肾，治半月而愈。

此案充分体现了钱乙治疗小儿慢惊的思想。《小儿药证直诀·卷上·慢惊》云："因病后，或吐泻，脾胃虚损，遍身冷，口鼻气出亦冷，手足时瘛疭，昏睡，睡露睛。此无阳也，瓜蒌汤主之。"钱乙强调，治疗时"切宜辨而治之"，并创造"急惊合凉泻，慢惊合温补"之大法。

钱乙治疗慢惊用瓜蒌汤。瓜蒌汤，由瓜蒌根二钱、白甘遂一钱组成。周学海按曰："《本草纲目》引此云治慢惊见有阳证者。白甘遂，即蚤休也。"瓜蒌根，味苦寒，白甘遂味苦性寒，皆为苦寒之品，如何温补？明代李时珍对此方质疑："阳证则可……阴证……殊不恰当。"钱乙对此方的解释为二药"用慢火炒焦黄色，研匀，每服一字，煎麝香薄荷汤调下，无时。凡药性虽冷，炒焦用之，乃温也。"

从钱乙治疗慢惊风的用药可以看出，其认为慢惊风虽因吐泻攻下致脾胃虚寒，但并非单纯虚寒之证，尚有痰浊内蕴之实，因此用瓜蒌、白甘遂炒焦黄后，去性存用，攻浊祛痰，随后用补脾益肾法调理则安。

慢惊的治疗较急惊复杂。急惊，清热、镇惊、除痰即可；慢惊，则要祛痰同时兼顾脾肾。钱乙采用先祛寒痰、后补益脾肾之法。

4. 急搐案

广亲宅七太尉方七岁，潮热数日，欲愈。钱谓其父二大王曰：七使潮热方安，八使预防惊搐。王怒曰：但使七使愈，勿言八使病。钱曰：八使过来日午间，即无苦也。次日午前，果作急搐，召钱治之，三日而愈。盖预见目直视而腮赤，必肝心俱热，更坐石机子，乃欲冷，此热甚也。肌肤素肥盛，脉又急促，故必惊搐。所以言午时者，自寅至午，皆心肝所用事时，治之，泻心肝补肾，自安矣。(《小儿药证直诀·卷中·记尝所治病二十三证》)

按语： 钱乙诊察小儿疾病时，既注重望诊，又主张四诊合参。患儿目直视、腮赤，钱乙据此判断患儿肝心俱热，热极将欲生风。再从病孩喜坐石机子，而得知其身热喜冷。切其脉急数，为阳热亢盛之象。患儿肌肤素盛，肥盛者多痰。从时辰与五脏主时来看，一日之内，寅、卯、辰，肝主时，肝旺；巳、午、未，心主时，心旺。钱乙根据患儿目直视、腮赤、喜坐石机子、素体肥胖，以及心肝主时等，综合判断患儿心肝热极，将于次日午前发惊搐之变。

根据钱乙治疗惊搐的思想，急搐治疗大法是泻心肝、补肾。泻心肝，即清心泄热、凉肝息风；补肾，即待实热去再补肾阴。泻心肝用导赤散、泻心汤煎送泻青丸，补肾用地黄丸，定惊可用利惊丸。

5. 伤风后发搐案

李司户孙病，生百日，发搐三五次。请众医治，作天钓或作胎惊痫，皆无应者。后钱用大青膏如小豆许，作一服发之，复与涂囟法封之，及浴法，三日而愈。何以然？婴儿初生，肌骨嫩怯，被风伤之，子不能任，故发搐。频发者轻也，何者？客风在内，每遇不任即搐，搐稀者是内脏发病，不可救也。搐频者宜散风冷，故用大青膏，不可多服。盖儿至小，易虚易

实，多即生热，止一服而已，更当封浴，无不效者。(《小儿药证直诀·卷中·记尝所治病二十三证》)

按语：此为伤风后发搐案。因乳儿脏腑柔弱，外感风热，邪郁化热上冲而致搐。钱乙根据小儿抽搐次数，辨别抽搐病机虚实以及预后。钱乙认为，客风在内，如惊搐频者病轻，为急惊，病属实热，系由感受风邪，风邪入里化热，引动肝风所致，治疗较易；抽搐稀者病重，是内脏发病，病属正虚，属于虚风内动所致，抽搐无力，为慢惊，预后多不良。

此乳儿抽搐为受风急惊，因而钱乙先用大青膏小剂量发之。天麻、白附子、蝎尾、乌梢蛇、薄荷息风止痉，青黛、朱砂、天竺黄、牛黄清心化痰热镇惊，合为祛风定搐的有效方剂。又用涂囟法、浴体法外治。涂囟法，药用麝香、蝎尾、薄荷、蜈蚣、牛黄、青黛；浴体法，药用天麻、全蝎、朱砂、乌蛇、白矾、麝香、青黛等，使外受之风热从先天之外窍及皮肤之毛窍而出，内外兼治，疗效迅捷。

因小儿易虚易实，药多为虫类、金石类有毒药物，不可重用多用。故钱乙特指出"止一服而已"，中病即止。

6. 急惊风案

李寺丞子，三岁，病搐，自卯至巳，数医不治。后召钱乙视之。搐目右视，大叫哭。李曰：何以搐右？钱曰：逆也。李曰：何以逆？曰：男为阳而本发左，女为阴而本发右。若男目左视，发搐时无声，右视有声；女发时，右视无声，左视有声。所以然者，左肝右肺，肝木肺金，男目右视，肺胜肝也，金来刑木，二脏相战，故有声也。治之，泻其强而补其弱。心实者，亦当泻之，肺虚不可泻。肺虚之候，闷乱哽气，长出气。此病男反女，故男易治于女也。假使女发搐，目左视，肺之胜肝，又病在秋，即肺兼旺位，肝不能任，故哭叫。当大泻其肺，然后治心续肝。所以俱言目反直视，乃肝主目也。凡搐者，风热相搏于内。风属肝，故引见之于目也。

钱用泻肺汤泻之，二日不闷乱，当知肺病退，后下地黄丸补肾，三服，后用泻青丸、凉惊丸各二服。凡用泻心肝药，五日方愈，不妄治也。又言：肺虚不可泻者何也？曰：设令男目右视，木反克金，肝旺胜肺，而但泻肝，若更病在春夏，金气极虚，故当补其肺，慎勿泻也。(《小儿药证直诀·卷中·记尝所治病二十三证》)

按语：此为外感风热入里，风热相搏于内引动肝风而发搐案。钱乙认为，此案病在秋，肺金当令，肺气大旺；肝主目，患儿目反直视，为肺胜肝，金刑木之象。故治疗先泻肺，肺热退而投地黄丸，以滋补肾阴以补肝；后用泻青丸、凉惊丸，以清病后之余热。对于案中同为外受风热发搐，男孩女孩有不同临床表现的说法，后人持有异议。如张山雷《小儿药证直诀笺正》云：“所投方药，先泻其当旺之热，后以六味顾其水源，更投泻青、凉惊以清余焰，皆是实热惊搐平妥治法。”但对其病机解释提出质疑：“男左视无声，右视有声；女右视无声，左视有声。仲阳书中每以此为必然之事，当是屡经阅历，实有所验，而后有此确凿之论。然观其所治之理……谓男目右视，为肺胜肝，女目左视，为肺胜肝，则其理又安在？又谓金来刑木，二脏相战故有声，则假令反之者为木来刑金，岂二脏不相战而无声耶？”认为对本病病机的解释，可以从脏腑功能论述，不必要从五行而论。

《小儿药证直诀·卷中》记载钱乙医案 23 例，其中惊风病案有 6 例，为论治惊风提供了宝贵的临床经验。

（二）喘嗽案

1. 风寒喘嗽案

京东转运使李公，有孙八岁，病嗽而胸满短气。医者言肺经有热，用竹叶汤、牛黄膏各二服治之。三日加喘。钱曰：此肺气不足，复有寒邪，即使喘满，当补肺脾，勿服凉药。李曰：医已用竹叶汤、牛黄膏。钱曰：何治也？医曰：退热、退涎。钱曰：何热所作？曰：肺经热而生嗽，嗽久不除生涎。钱曰：本虚而风寒所作，何热也？若作肺热，何不治其肺而反调心？盖竹叶汤、牛黄膏，治心药也。医有惭色。钱治愈。(《小儿药证直诀·卷中·记尝所治病二十三证》)

按语： 本案为钱乙治疗哮喘验案之一。钱乙指出，此喘因肺气虚弱，复受寒邪，肺气闭阻所致。治疗当补肺脾以助肺气宣发肃降，不可服用寒凉清热之药。他医认为，小儿咳嗽、胸满短气，是肺经有热所致，遂给予竹叶汤、牛黄膏清心泄降之药治疗。不但没减轻喘满，反而徒伤肺气，使喘满加重。此时之喘，不是邪气闭阻，肺气膹郁之喘，而是肺气虚弱，气促无力之喘。

2. 咳嗽咯血案

段斋郎子，四岁，病嗽，身热，吐痰，数日而咯血。前医以桔梗汤及防己丸，治之不愈。涎上攻，吐、喘不止。请钱乙，下褊银丸一大服，复以补肺散、补脾散治之。或问：段氏子咯血肺虚，何以下之？钱曰：肺虽咯血，有热故也，久则虚痿。今涎上潮而吐，当下其涎；若不吐涎，则为甚便。盖吐涎能虚，又生惊也。痰实上攻，亦能发搐，故以法只宜先下痰，而后补脾肺，必涎止而吐愈，为顺治也。若先补其肺，为逆耳！此所谓识病之轻重先后为治也。(《小儿药证直诀·卷中·记尝所治病二十三证》)

按语： 本案为咳嗽咯血案。钱乙认为，患儿肺经有热，故咳嗽、吐痰、咯血、身热。热灼伤肺络而咯血，若痰热实邪，化火上攻，火盛生风而痉搐。按照急则治标、缓则治本的治疗原则，治疗时宜先攻邪下痰，祛除痰热以救肺，否则日久易致肺痿。遂先用褊银丸等峻药攻邪，以祛其结聚坚固之痰饮。若用甘桔汤、防己丸等药，祛痰之力较弱，病重药轻，反而易贻误病机。但攻逐祛痰猛烈之药，只可用于病急邪实且正气尚充时，而不可过量久服，于小儿尤其如此。因峻猛攻逐之品，多伤正气，故后补脾肺、扶正调理以善其后。

3. 肺热喘嗽案

东都张氏孙，九岁，病肺热。他医以犀、珠、龙、麝、生牛黄治之，一月不愈。其证嗽喘，闷乱，饮水不止，全不能食。钱乙用使君子丸、益黄散。张曰：本有热，何以又行温药？他医用凉药攻之，一月尚无效。钱曰：凉药久则寒不能食，小儿虚不能食，当补脾。候饮食如故，即泻肺经，病必愈矣。服补脾药二日，其子欲饮食，钱以泻白散泻其肺，遂愈。张曰：何以不虚？钱曰：先实其脾，然后泻其肺，故不虚也。(《小儿药证直诀·卷中·记尝所治病二十三证》)

按语： 此为肺热喘嗽案。此证喘嗽闷乱、饮水不止，肺经早有蕴热，若投以泻肺清热之药，本可热退喘平，其病向愈。他医误用犀、珠、龙、麝等寒凉重坠或香窜之药，诛伐无辜，反伤脾气，形成肺实脾虚之证。脾气一虚，则输布失职，肺无所养。肺津不足，燥热更甚，欲借水自救，所以饮水不止，脾虚脾失健运，则不能食。患儿肺热未除，更添脾虚，因而钱乙采取先实脾后泻肺之法，先以使君子丸、益黄散以健脾益气，候其脾气来复，饮食既见，再以泻白散泻其肺经蕴热，因而竟获痊愈。

4. 病嗽死案

东都药铺杜氏，有子五岁，自十一月病嗽，至三月末止。始得，嗽而吐痰，乃外风寒蓄入肺经，今肺病嗽而吐痰，风在肺中故也。宜以麻黄辈发散，后用凉药压之即愈。时医以铁粉丸、半夏丸、褊银丸诸法下之，其肺即虚而嗽甚，至春三月间尚未愈，召钱乙视之。其候面青而光，嗽而喘促哽气，又时长出气。钱曰：痰困十已八九。所以然者，面青而光，肝气旺也。春三月者，肝之位也，肺衰之时也。嗽者，肺之病。肺之病，自十一月至三月，久则虚痿。又曾下之，脾肺子母也，复为肝所胜，此为逆也。故嗽而喘促，哽气，长出气也。钱急与泻青丸，泻后与阿胶散实肺。次日面青而不光，钱又补肺，而嗽如前。钱又泻肝，泻肝未已，又加肺虚，唇白如练。钱曰：此病必死，不可治也。何者？肝大旺而肺虚绝，肺病不得其时而肝胜之。今三泻肝而肝病不退，三补肺而肺证犹虚。此不久生，故言死也。此症病于秋者，十救三四；春夏者，十难救一。果大喘而死。（《小儿药证直诀·卷中·记尝所治病二十三证》）

按语：此案本是外感风寒之邪，肺为邪束，宣降失司咳嗽案。而医者不究病原，误用铁粉丸、褊银丸等攻下逐痰，外邪不得外解，反内陷深入，故出现面青气促、呼吸困难之肺气虚弱之证。钱乙认为，春三月，肝主令，肝气旺盛，肺气虚衰之时；久病咳嗽，肺气虚弱，又遭屡下，脾气虚，母病及子，肺气更虚；时值春三月，肝气大旺，肝木侮肺金，肝大旺而肺虚绝，肺病不得其时而肝胜之。治疗当以泻肝补肺。钱乙三泻肝三补肺，但即便如此，仍肝病不退，肺虚依旧。故钱乙指出，此病预后差，若在春夏，十难救一；若病于秋，十救三四，因秋季肺金当令，肺气大旺，尚有一线生机。此为利用肝木与肺金乘侮关系，与脏气随时令盛衰分析疾病的运用举例。

（三）发热案

1. 脾虚发热案

朱监簿子，五岁，夜发热，晓即如故。众医有作伤寒者，有作热治者，以凉药解之不愈。其候多涎而喜睡。他医以铁粉丸下涎，其病益甚；至五日，大引饮。钱乙曰：不可下之。乃取白术散末煎一两，汁三升，使任其意取足服。朱生曰：饮多不作泻否？钱曰：无生水不能作泻，纵荡不足怪也，但不可下耳。朱生曰：先治何病？钱曰：止渴治痰，退热清里，皆此药也。至晚服尽，钱看之曰：更可服三升。又煎白术散三升，服尽得稍愈。第三日，又服白术散三升，其子不渴无涎，又投阿胶散二服而愈。（《小儿药证直诀·卷中·记尝所治病二十三证》）

按语：小儿夜热朝凉，本为脾气虚弱所致。医者不明病机，误作实热用凉药治疗，导致脾气更虚，出现多涎而喜睡等脾虚困顿之候。但医者不察，继用铁粉丸等重坠有毒之品攻下痰涎，至中气更虚。脾虚不能运化水谷精微，津液不能四布，清气不升，浊阴不降，因而口渴引饮、大便青白。小儿诸症均由脾虚所致，屡用寒凉攻下药致中气更虚。因而，钱乙主张用白术散煮散取汁任患儿恣意饮之以补益中气。白术散，由人参、茯苓、炒白术、藿香、木香、甘草、葛根组成。人参、茯苓、炒白术、甘草健脾益气，恢复中气；配伍藿香和中、辟秽、祛湿；木香理气调中。本方调补胃气、运脾化津，使脾阳复振，水津四布，则诸症可消。张山雷在《小儿药证直诀笺正》中对白术散如是评价："看似一个板方，轻微淡远，何能起病？实是苦心斟酌，渗淡经营，用法之灵，选方之当，推为圣手，吾无间然。"可见钱乙辨证之明、用药之精，为后学做出了示范。

2. 心经虚热案

朱监簿子，三岁，忽发热。医曰：此心热。腮赤而唇红，烦躁引饮。遂用牛黄丸三服，以一物泻心汤下之。来日不愈，反加无力，不能食，又便利黄沫。钱曰：心经虚而有留热在内，必被凉药下之，致此虚劳之病也。钱先用白术散生胃中津，后以生犀散治之。朱曰：大便黄沫如何？曰：胃气正，即泻自止。此虚热也。朱曰：医用泻心汤何如？钱曰：泻心汤者，黄连性寒，多服则利，能寒脾胃也。坐久，众医至，曰：实热。钱曰：虚热。若实热，何以泻心汤下之不安，而又加面黄颊赤、五心烦躁、不食而引饮？医曰：既虚热，何大便黄？钱笑曰：便黄沫者，服泻心汤多故也。钱后与胡黄连丸治愈。（《小儿药证直诀·卷中·记尝所治病二十三证》）

按语：患儿腮赤唇红，烦躁引饮，因心经虚而内有蕴热所致，为虚实夹杂之证。但医者误作心经实热证，用苦寒泻心之剂以泻热。因苦寒太过，损伤胃气，故药后反致脾胃虚寒不食、便利黄沫。因误用苦寒药物损伤胃气，致脾胃虚寒，钱乙先用白术散健脾益气、养胃生津，鼓舞中焦生化之机；待脾气来复，继用生犀散清心凉血，最后以胡黄连丸清热而愈。

（四）吐泻案

1. 暑热伤脾吐泻案

广亲宅四大王官五太尉，病吐泻不止，水谷不化。众医用补药，言用姜汁调服之。六月中服温药，一日而加喘，吐不定。钱曰：当用凉药治之。所以然者，谓伤热在内也。用石膏汤三服并服之。众医皆言吐泻多而米谷不化，当补脾，何以用凉药？王信众医，又用丁香散三服。钱后至曰：不可服此，三日外必腹满身热，饮水吐逆。三日外一如所言。所以然者，谓六月热甚，伏入腹中而令引饮，热伤脾胃，即大吐泻。他医又行温药，即上焦亦热，故喘而引饮，三日当死。众医不能治，复召钱至宫中。见有热证，以白虎汤三服，更以白饼子下之；一日减药二分，二日三日，又与白虎汤各二服；四日，用石膏汤一服，旋合麦冬、黄芩、脑子、牛黄、天竺黄、茯苓，以朱砂为衣，与五丸，竹叶汤化下，热退而安。（《小儿药证直诀·卷中·记尝所治病二十三证》）

按语： 此为六月伤暑吐泻案。患儿吐泻不止、水谷不化，本因六月暑热内伤脾胃而致大吐大泻，为实证。而医者误认为脾虚寒吐泻，因而屡用温补之药，导致上、中二焦热盛。上焦肺热，肺气上逆则喘；中焦脾胃热盛，食滞则腹满身热、饮水吐逆。钱乙认为，此案吐泻为暑热之邪所伤，又因误用辛温，致上、中、下三焦，尤其是中、上焦里热炽盛。故选用清利三焦之石膏汤，并合用通腑泄热之白饼子治之而瘥。

2. 素体虚弱吐泻案

冯承务子，五岁，吐泻，壮热，不思食。钱曰：目中黑睛少而白睛多，面色㿠白，神怯也。黑睛少，肾虚也。黑睛属水，本怯而虚，故多病也。纵长成，必肌肤不壮，不耐寒暑，易虚易实，脾胃亦怯。更不可纵酒欲，若不保养，不过壮年。面上常无精神光泽者，如妇人之失血也。今吐利不食，壮热者，伤食也。不可下，下之虚。入肺则嗽，入心则惊，入脾则泻，入肾则益虚。此但以消积丸磨之，为微有食也。如伤食甚，则可下，不下则成癖也。实食在内，乃可下之。下毕，补脾必愈。随其虚实者，无不效者。（《小儿药证直诀·卷中·记尝所治病二十三证》）

按语： 此为素体虚弱、内有食积案。患儿目中黑睛少而白睛多，面色㿠白，是先天肾精不足之象。先天禀赋不足，小儿长大后也多体瘦不壮，脾胃怯弱，面无光泽，呈妇女崩漏后失血之貌，目无神采，不耐寒暑，易虚易实，若不保养，酒色过度，纵欲伤精，多早夭。对于先天不足肾虚又有伤食的患者，要根据伤食轻重，确定治疗用消食还是利导。此患儿伤食但不太重，故不用下法，而只用消法以消积丸消磨之。但对于积滞重者则当下之，否则日久成癖。但攻下易致脾虚，故钱乙告诫后学，积滞重者可下，但下后须补脾以扶正。

3. 脾虚吐泻案

广亲宫七太尉，七岁，吐泻。是时七月，其证全不食而昏睡，睡觉而闷乱，哽气，干哕，大便或有或无，不渴。众医作惊治之，疑睡故也。钱曰：先补脾，后退热。与使君子丸补脾；退热，石膏汤。次日又以水银、硫黄二物下之，生姜水调下一字。钱曰：凡吐泻，五月内，九分下而一分补；八月内，十分补而无一分下。此证属脾虚泻，医妄治之，至于虚损，下之即死，当即补脾。若以使君子丸即缓。钱又留温胃益脾药止之。医者李生曰：何食而哕？钱曰：脾虚而不能食，津少即哕逆。曰：何泻青褐水？曰：肠胃至虚，冷极故也。钱治而愈。（《小儿药证直诀·卷中·记尝所治病二十三证》）

按语： 此为脾虚寒吐泻案。患儿表现为吐泻、全不食、昏睡、睡觉而闷乱、哽气、干哕、大便或有或无、不渴，因有昏睡、闷乱的临床表现，因而医误作惊风治疗。钱乙指出，此为脾胃虚寒，不能运化，积滞内停所致。脾虚不能健运水谷精微，寒积内停，故不能食；津液生化乏源，故津少，胃失濡润；胃失和降，故哕逆；肠胃虚寒，分清泌浊功能失职，故泻青褐水。此案治疗，钱乙指出，当先补脾，后退热。补脾用使君子丸，退热用石膏汤。使君子丸，由厚朴、甘草、诃子、青黛、陈皮、使君子组成。此方温中消积健脾，而后石膏汤退其热。热退后，再用水银、硫黄二物温下寒积以止泻。如果治疗中给予使君子丸吐泻即缓解，则温胃益脾调理即可。

4. 脾虚伤食泻案

黄承务子，二岁，病泻。众医止之，十余日，其证便青白，乳物不消，身凉，加哕气、昏睡。医谓病困笃。钱乙先以益脾散三服，补肺散三服。三日，身温而不哕气。后以白饼子微下之，与益脾散二服，利止。何以然？利本脾虚伤食，初不与大下。措置十日，上实下虚，脾气弱，引肺亦虚，补脾肺，病退，即身温，不哕气是也。有所伤食，仍下之也，何不先下后补？曰：便青为下脏冷，先下必大虚，先实脾肺，下之则不虚，而后更补之也。（《小儿药证直诀·卷中·记尝所治病二十三证》）

按语： 此为脾虚伤食泻案。此证初起，本为脾虚内伤乳食不消，因而作泻。理应健脾助运，消食止泻。误投止涩之剂，内停乳食壅阻不化，中焦气机壅滞，导致脾气更虚。因而出现便下青白，乳物不消，身凉，加哕气、昏睡等症。钱乙先用益脾散补脾，再用补肺散益肺以缓急；待脾气复而身温，肺气复而不哕气之后，因伤食积滞未去，故继用白饼子下之导其滞，随后复用益脾散善其后。

（五）疮疹案

1. 胎毒发疮疹案

睦亲宫十太尉，病疮疹，众医治之。王曰：疹未出。属何脏腑？一医言谓大热，一医言伤寒不退，一医言在母腹中有毒。钱乙曰：若言胃热，何以乍凉乍热？若言母腹中有毒发，属何脏也？医曰：在脾胃。钱曰：既在脾胃，何以惊悸？医无对。钱曰：夫胎在腹中，月至六七则已成形，食母秽液，入儿五脏。食至十月，满胃脘中，至生之时，口有不洁。产母以手拭净，则无疾病。俗以黄连汁压之，云：下脐粪及涎秽也。此亦母之不洁，余气入儿脏中，本先因微寒入而成。疮疹未出，五脏皆见病症，内一脏受秽多者，乃出疮疹。初欲病时，先呵欠顿闷，惊悸，乍凉乍热，手足冷痹，面腮燥赤，咳嗽时嚏，此五脏证俱也。呵欠顿闷，肝也；时发惊悸，心也；乍凉乍热、手足冷，脾也；面目腮颊赤、嗽嚏，肺也。惟肾无候，以在腑下，不能食秽故也。凡疮疹乃五脏毒，若出归一证，则肝水疱、肺脓疱、心斑、脾疹，惟肾不食毒秽而无诸证。疮黑者属肾，由不慎风冷而不饱，内虚也。又用抱龙圆数服愈。其别无他候，故未发出，则见五脏证，已出则归一脏也。（《小儿药证直诀·卷中·记尝所治病二十三证》）

按语： 此案中论述了疮疹的病因病机。钱乙认为，疮疹乃五脏毒外发所致，五脏毒乃胎儿在母腹中时吸食胞中秽液入胎儿五脏所致。不同脏之毒，外发表现不同。呵欠顿闷属肝，时发惊悸属心；乍凉乍热，手足冷属脾；面目腮颊赤、嗽嚏属肺。惟肾无证。痘疹发出之后，水疱属肝，脓疱属肺，斑属心，疹属脾，疹痘黑陷则属肾。

2. 疮疹误下案

睦亲宅一大王，病疮疹。始用一李医，又召钱乙。钱留抱龙丸三服，李以药下之。其疹稠密，钱见大惊曰：若非转下？则为逆病。王言李已用药下之。钱曰：疮疹始出，未有他证，不可下也。但当用平和药，频与乳食，不受风冷可也。即疮疹三日不出，或出不快，即微发之；微发不出即加药，不出即大发之；如大发后不多，及脉平无证者，即疮本稀，不可更发也。有大热者，当利小便；小热者，当解毒。若出快，勿发勿下，故止用抱龙丸治之。疮痂若起，能食者，大黄丸下一二行即止。今先下一日，疮疹未能出尽，而稠密甚，则难治，此误也。纵得安，其病有三：一者疥，二者痈，三者目赤。李不能治，经三日黑陷，复召钱乙。曰：幸不发寒而病未困也，遂用百祥丸治之，以牛李膏为助。若黑者，归肾也。肾主胜脾，土不克水，故脾虚寒战则难治。所用百祥丸者，以泻膀胱之腑。腑若不实，脏自不盛也。何以不泻肾？曰：肾主虚，不受泻。若二服不效，即加寒而死。（《小儿药证直诀·卷中·记尝所治病二十三证》）

按语：此为疮疹误下案。疮疹初起，未有可下之证则不当下，误下则引邪入里，徒虚中气，热盛于里，故痘反稠密。在此案中，钱乙强调了疮疹的治疗原则，若疮疹刚出，并且出疹顺利无其他兼见证，用平和之药调理即可，并注意乳食调护。若出疹不顺利，可用发散之药微发之。若疹出伴有大热者，当利小便导热下行；伴小热者，当解毒使热从外而解。疮疹治疗时，如果疹出顺畅，无内陷之证，不可使用下法。此案中，因疮疹早期误下致三日后疮疹黑陷。"肾主虚，无实也，惟疮疹肾实变黑陷"，是属热盛液涸之黑陷，本虚而标实。肾与膀胱相表里，邪热入肾，治当泻其腑。钱乙用百祥丸泻膀胱，使肾中邪热从膀胱腑而利。若下后中气受损，脾虚寒战，是根本已竭，脾肾衰败，故曰难治。若服药后不效，虚寒更盛，便是死证。

3. 疮疹案

睦亲宫中十大王，疮疹。云疮疹始终出，未有他证，不可下，但当用平和药，频与乳食，不受风冷可也。如疮疹三日不出，或出不快，即微发之。如疮发后不多出，即加药；加药不出，即大发之。如发后不多，及脉平无证，即疮本稀，不可更发也。有大热者，当利小便；小热者，当解毒。若不快，勿发，勿下攻，止用抱龙丸治之。疮疹若起能食者，大黄丸下一二行即止。有大热者，当利小便。有小热者，宜解毒。若黑紫干陷者，百祥丸下之，不黑者甚勿下。身热烦躁，腹满而喘，大小便涩，面赤闷乱，大吐，此当利小便；不瘥者，宣风散下之也。若五七日痂不焦，是内发热气，蒸于皮中，故疮不得焦痂也，宜宣风散导之，用生犀角磨汁解之，使热不生，必著痂矣。（《小儿药证直诀·卷中·记尝所治病二十三证》）

按语： 此为疮疹案。案中详细记录了疮疹过程中的常见症与并发症，以及钱乙论治疮疹的经验。疮疹轻者，自出至没，未见他证，不可下，只需用平和药，适当护理，频与乳食，不受风冷，即可顺利渡过。如疮疹三日仍不出，或出而不畅，即微发之。如发后疹仍不多，即加药味。加药后仍不出者，即大发之。如发后所出不多，脉又平和无变证，是疮疹本稀，不可更发。有大热者当利小便，小热者当解毒。若出不快，勿发散及攻下，只用抱龙丸治之。若紫黑干陷者，用百祥丸下之，不黑者勿下。疮疹后期，如余热未尽，余热外蒸皮中，疮疹久不结痂，则用宣风散消导，使热从二便而出。宣风散，由槟榔、陈皮、甘草、牵牛组成。牵牛泻下、利尿，槟榔降气行滞，陈皮健脾理气，甘草健脾和中。四味药共同导热行滞，并用生犀角清热凉血，余热清则疮自愈。

（六）汗证案

张氏三子病，岁大者，汗遍身；次者，上至顶，下至胸；小者，但额有汗。众医以麦煎散，治之不效。钱曰：大者与香瓜丸，次者与益黄散，小者与石膏汤。各五日而愈。（《小儿药证直诀·卷中·记尝所治病二十三证》）

按语： 三子之汗出虽同，而症状各异，自有虚实寒热之别。大子汗出遍身，实火所致，故用香瓜丸苦寒泻火；二子由项至胸多汗，为脾土虚寒，是中虚，故治以补脾的益黄散；三子但额有汗，是阳明郁热蒸腾所致，所以用石膏汤清阳明之热。证不同，治各异，不能以麦煎散一方概治。

（七）目张不得瞑案

乳妇因大恐而病。病虽愈，目张不得瞑。人不能晓，以问乙。乙曰：

煮郁李酒饮之，使醉即愈。所以然者，目系内连肝胆，恐则气结，胆衡不下，惟郁李去结，随酒入胆；结去胆下，目则能瞑矣。如言而效。(《小儿药证直诀·钱仲阳传》)

按语：此为刘跂《钱仲阳传》中所记载的病案之一。此案因惊恐之后气机紊乱，肝气郁结，肝气结则脾气不运，眼胞开合失常，故目张不得瞑。治宜疏解肝气。郁李仁泻胆利肠，使肝胆气得下而气结得散，脾气健运而升降正常，眼胞开合自如而能闭。用酒煮之，借酒辛散之功而加强疏结气郁之功。

（八）虫症腹痛案

辛氏女，子五岁，病虫痛，诸医以巴豆、干漆、硇砂之属，治之不效。至五日外，多哭而俯仰睡卧不安，自按心腹，时大叫。面无正色，或青，或黄，或白，或黑；目无光而慢，唇白吐沫。至六日，胸高而卧转不安。召钱至，钱详视之。用芜荑散三服，见目不除青色，大惊曰：此病大困，若更加泻，则为逆矣。至次日，辛见钱曰：夜来三更果泻。钱于泻盆中看，如药汁，以杖搅之，见有丸药。钱曰：此子肌厚当气实，今证反虚，不可治也。辛曰：何以然？钱曰：脾虚胃冷则虫动，而今反目青，此肝乘脾，又更加泻，知其气极虚也。而丸药随粪下，即脾胃已脱，兼形病不相应，故知死病。后五日昏笃，七日而死。(《小儿药证直诀·卷中·记尝所治病二十三证》)

按语：此为虫证腹痛误治致死案。患儿病虫痛作，本为脾虚胃冷虫动所致，面目呈青色为肝木克脾土之象。治疗本该温中健脾益气，诸医视患儿肌肉丰厚而忽视其脏气嫩弱，妄用巴豆、干漆、硇砂等峻猛药物攻下。虚虚实实，致脾胃脏气衰败，中气虚极，患儿最终三更泻下药汁及丸药，不治而亡。

（九）食积成癖案

曹宣德子，三岁，面黄，时发寒热，不欲食而饮水及乳。众医以为潮热，用牛黄丸、麝香丸，不愈。及以止渴干葛散，服之反吐。钱曰：当下白饼子，后补脾。乃以消积丸磨之，此乃癖也。后果愈，何以故？不食，但饮水者，食伏于脘内不能消，致令发寒，服止渴药吐者，以药冲脾故也，下之即愈。（《小儿药证直诀·卷中·记尝所治病二十三证》）

按语：此为食积成癖案。食积内停，留滞不化，久则聚而成癖；食积生热，故时发寒热，不欲食而渴饮。服牛黄丸、麝香丸之退热药不应，服止渴干葛散而使胃气上升，激而作吐。食积治疗以健脾消导化滞为主，钱乙用白饼子下之，消积丸磨之，使食积消，脾运复而癖病愈。但小儿正气未充，不耐峻攻，故消下之后仍须补脾，使邪去而正不伤。最后以消积化滞为主，以清未尽之邪。

三、常用方药

儿科方剂成熟较晚。《汉书·艺文志》记载有"妇人婴儿方"19卷，但未传世。《千金要方》《外台秘要》中，始收集诸家及已用有效之儿科方剂。唐末宋初时，托名师巫氏所著之《颅囟经》，专载了一些治疗儿科病的验方、秘方，但残缺不全，未成系统。钱乙所撰《小儿药证直诀》，记载了儿科方剂120首（另有周学海互校本尚有附方15首），使儿科方剂初具规模，理法方药贯通一气。这些方剂大多为钱乙所制或收集，可谓集北宋以前儿科方剂之大成。

此外，钱乙还创制了许多有效的方剂，如心实热用导赤散、心虚热用生犀散；肝实热用泻青丸、肝虚热用六味丸；脾虚用益黄散、脾湿热用泻黄散；肺虚用阿胶散、肺热用泻白散；肾虚用六味地黄丸等。如痘疹初起的升麻葛根汤，治小儿心热的导赤散，由生地黄、甘草、木通组成；治小儿肺盛气急喘嗽的泻白散，即泻肺散，由桑白皮、地骨皮、生甘草组成；治肝肾阴虚、耳鸣、囟门不合的地黄丸，治脾胃虚寒、消化不良的异功散，治肺寒咳嗽的百部丸，以及治疗虫证的安虫散、使君子丸等，迄今还是临床常用的名方。

　　除以上名方外，《小儿药证直诀》中还有大量方剂及治法不为人所熟知，本书中将《小儿药证直诀》中所涉及的方剂进行分类，介绍其主治、功效，并简要加以分析，以阐明钱乙辨证、立法、遣方用药的思路与特点，供学者参考学习。

（一）治肝病方

泻青丸

　　主治：治肝热搐搦，脉洪实。

　　组成：当归（去芦头，切焙秤）、龙脑（焙秤）、川芎、山栀子仁、川大黄（湿纸裹煨）、羌活、防风（去芦头，切焙秤）。上件等分为末，炼蜜和丸，鸡头大，每服半丸至一丸，煎竹叶汤同砂糖温水化下。

　　功用：清肝泻火。

　　方解：方中龙脑，即龙胆草，大苦大寒，归经于肝，直泻肝经实火；大黄、栀子，助龙胆草清泻肝胆实火，且大黄走大肠通大便，栀子利三焦通小便，导热下行，使热从二便分消，则热清火降；当归、川芎补养肝血，川芎、羌活、防风三药皆为辛温之品，佐入大苦大寒之胆草，有"火郁发之"之义。另外，辛散之性，条达肝气。引用竹叶汤，竹叶清热除烦，引热从小便而出。用蜜做丸及砂糖与竹叶同煎，则取甘味调和药性，又顾护胃气，防寒凉伤中。诸药合用，共奏清肝泻火、养肝散邪之效。本方以清泻肝火为主，辅以升散之品以散郁火；清中有疏，寓升于降；泻火而不凉遏，升散而不助火；更佐以养血之品，可使泻肝不伤肝，相辅相成，故为泻肝之良方。

方中龙脑，是龙胆草还是冰片，尚有争议。有人认为，泻青丸是清泻肝经郁火之方，而清肝常用龙胆草，不用冰片；原书龙脑的用量和其余七药等分，相比之下，龙脑用量过大，不合临床实际；原书龙脑下有"焙秤"二字，而龙脑不能经火制，故疑此处龙脑即龙胆草。也有人认为，龙脑非龙胆草，而是冰片。理由如下：第一，《小儿药证直诀》120方中用龙胆的仅3方，并皆作"草龙胆"。据《中药大辞典》记载，草龙胆，又名小龙胆草，为龙胆科植物龙胆草的全草和根，因其形态性味功效和龙胆草近似，并结合宋代文献分析，很可能当时和龙胆草混用。第二，《小儿药证直诀》17方中，龙脑的用量多数是"一字"，但大量也有用至"十字"或一钱者，如烧青丸、镇心丸等。即使在同一方中比较，有的龙脑用量比较大。因而，此方中龙脑用量大不是龙脑为龙胆草的理由。第三，原书泻青丸中，当归、防风二药下，也有"焙秤"字样，故怀疑龙脑下"焙秤"二字，可能是传抄笔误。

（二）治肾病方

地黄丸

主治： 治肾怯失音，囟开不合，神不足，目中白睛多，面色㿠白等。

组成： 熟地黄八钱，山萸肉、干山药各四钱，泽泻、牡丹皮、白茯苓（去皮）各三钱。上为末，炼蜜丸，如梧子大，空心，温水化下三丸。

功用： 滋补肝肾。

方解： 本方由《金匮要略》肾气丸减去肉桂、附子组成。方中重用熟地黄滋阴补肾、填精益髓；山茱萸补养肝肾，并能涩精，取"肝肾同源"之义；山药补益脾阴，亦能固肾。三药配合，是为"三补"。佐以泽泻利湿而泄肾浊，并能减熟地黄之滋腻；茯苓淡渗脾湿，并助山药之健运；丹皮清泄虚热，并制山萸肉之温涩。三药称为"三泻"。六味合用，三补三泻，而以补为主；肝、脾、肾三阴并补，而以补肾阴为主。

（三）治肺病方

1. 泻白散（泻肺散）

主治：治小儿肺盛气急喘嗽。

组成：地骨皮、桑白皮（炒）各一两，甘草（炙）一钱。上锉散，入粳米一撮，水二小盏，煎七分，食前服。

功用：清泄肺热，平喘止咳。

方解：本方为肺有伏火郁热而设。方中桑白皮甘寒入肺，清肺热、泻肺气而平喘咳；地骨皮甘淡而寒，归肺、肾经，助桑白皮泻肺中伏火兼养阴；炙甘草、粳米养胃和中以培土生金、扶正祛邪。四药合用，共奏泻肺清热、止咳平喘之功。

2. 阿胶散（补肺散）

主治：治小儿肺虚气粗喘促。

组成：阿胶一两五钱（麸炒），牛蒡子（炒香）、甘草（炙）各二钱五分，马兜铃五钱（焙），杏仁七个（去皮尖，炒），糯米一两（炒）。上为末，每服一二钱，水一盏，煎至六分，食后温服。

功用：养阴补肺，清热止血。

方解：本方为肺阴不足，兼有热痰壅滞而设。方中阿胶甘平味厚质腻，用量独重，功能滋阴润燥、养血止血，且麸炒以减其滋腻。马兜铃性苦寒，清肺降肺、止咳化痰平喘；牛蒡子利膈滑痰、润肺解热，并可利咽止痛。二药合用，降中寓升，宣降肺气，解毒散邪。杏仁润肺降气止咳，马兜铃肃降肺气；糯米、甘草补脾益肺、培土生金。本方润肺补肺、清肺宁嗽止血，对于肺阴虚有热，久咳不已而痰黏不易咯出，或痰中带血者，无论小儿或成人均可用之。方中诸药均炒后入药，防其苦寒伤中或滋腻碍脾。本方用药平和，重在养阴补肺，故名"补肺阿胶汤"。

3. 甘桔汤

主治：治小儿肺热，手掐眉目鼻面。

组成：桔梗二两，甘草一两。上为粗末，每服二钱，水一盏，煎至七分，去滓，食后温服。加荆芥、防风，名如圣汤。热甚加羌活、黄芩、升麻。

功用：清热解毒，利咽排脓。

方解：本方为热痰壅肺而设。方中桔梗，味苦、辛，性平，归肺经，宣肺祛痰、利咽排脓；甘草性平，归心、肺、脾、胃经，清热解毒、祛痰止咳。甘草与桔梗相伍，则增强排脓解毒之效。

4. 百部丸

主治：治肺寒壅嗽，微有痰。

组成：百部三两（炒），麻黄（去节），杏仁四十个（去皮尖，微炒，煮三五沸）。上为末，炼蜜丸如芡实大，热水化下，加松子仁肉五十粒，糖丸之，含化大妙。

功用：宣肺止咳。

方解：方中百部甘、苦，性平，归肺经，润肺止咳、灭虱杀虫，对于新久咳嗽、百日咳、肺痨咳嗽等，均可加减配伍应用；杏仁味苦微温，可止咳平喘、润肺通便；麻黄辛、微苦，性温，发汗宣肺、利水平喘。三药相伍，宣肺止咳平喘。

（四）治心病方

1. 导赤散

主治：治小儿心热，视其睡，口中气温，或合面睡，及上窜切牙。

组成：生地黄、甘草（生）、木通各等分。上同为末，每服三钱，水一盏，入竹叶同煎至五分，食后温服。

功用：清心利水养阴。

方解：方中生地甘寒而润，入心、肾经，凉血滋阴以制心火；木通苦寒，入心、小肠经，上清心经之火，下导小肠之热。两药相配，滋阴制火而不恋邪，利水通淋而不伤阴。竹叶甘淡，清心除烦、淡渗利窍，导心火下行；生甘草梢清热解毒，尚可直达茎中而止痛，并能调和诸药，还可防木通、生地之寒凉伤胃。四药合用，共收清热利水养阴之效。

2. 泻心汤

主治：治小儿心气实，则气上下行涩，合卧则气不得通，故喜仰卧，则气上下通。

组成：黄连一两（去须）。上为末，每服五分，临卧取温水化下。

功用：清心泻火。

方解：一味黄连，味苦性寒，归心、肝、胃、大肠经，泻心经实火。因本品大苦大寒，过量或服用较久，易致败胃。凡胃寒呕吐、脾虚泄泻之证均忌用。该方采用粉末冲服，较为方便。

3. 生犀散

主治：治目淡红，心虚热。

组成：生犀二钱（锉末），地骨皮（自采佳）、赤芍药、柴胡根、干葛（锉）各一两，甘草（炙）五钱。上为粗末，每服一二钱，水一盏，煎至七分，温服，食后。

功用：清热凉血。

方解：方中犀角清心凉血，地骨皮退虚热，赤芍清热凉血，葛根清热生津，柴胡根清虚热，甘草和中解毒。此方对血分热毒兼阴虚，又夹外邪者，颇为适宜。

4. 安神丸

主治：治面黄颊赤，身壮热，补心。一治心虚肝热，神思恍惚。

组成：芒硝五钱，白茯苓五钱，麦门冬五钱，干山药五钱，龙脑一字

（研），寒水石五钱（研），朱砂一两（研），甘草五钱。上末之，炼蜜为丸，鸡头大，每服半丸，砂糖水化下，无时。

功用：清心安神。

方解：方中用麦冬甘寒入心经，补心阴；白茯苓、山药健脾安神；朱砂重镇安心；芒硝、龙脑、寒水石清肝热；甘草和诸药。诸药配合，共奏补心泄热之功。

（五）治脾病方

1. 益黄散（补脾散）

主治：治脾胃虚弱及治脾疳，腹大，身瘦。

组成：陈皮（去白）一两，丁香二钱（一方用木香），诃子（炮去核）、青皮（去白）、甘草（炙）各五钱。上为末，三岁儿一钱半，水半盏，煎三分，食前服。

功用：温中理气，健脾止泻。

方解：方中陈皮、青皮理气健脾，丁香温中散寒，诃子涩肠止泻，炙甘草补脾益气。诸药配伍，有温中理气、健脾止泻之功。

2. 泻黄散（泻脾散）

主治：脾热弄舌。

组成：藿香叶七钱，山栀子仁一钱，石膏五钱，甘草三两，防风四两（去芦，切焙）。上锉，同蜜酒微炒香为细末，每服一钱至二钱，水一盏，煎至五分，温服。

功用：泻脾胃伏火。

方解：本方为脾胃伏火而设。方中石膏、栀子相配，石膏辛寒，用以清热，兼能解肌；栀子苦寒，用以清心肺之火，中泻胃火，下泻肾火，具清上彻下之义；防风味辛微温，疏散脾中伏火，兼土中泻木；藿香芳香悦脾，理气和中、化湿醒脾，与防风配伍，振复脾胃之气机；甘草和中泻火，用蜜和酒调服，可缓调中、上二焦，泻脾胃伏火而无不伤脾。

3. 白术散

主治：治脾胃久虚，呕吐泄泻，频作不止，精液苦竭，烦渴躁，但欲饮水，乳食不进，羸瘦困劣，因而失治，变成惊痫。不论阴阳虚实，并宜服。

组成：人参二钱五分，白茯苓五钱，白术五钱（炒），藿香叶五钱，木香二钱，甘草一钱，葛根五钱（渴者加至一两）。上㕮咀，每服三钱，水煎，热甚发渴，去木香。

功用：健脾止泻。

方解：方中白术、茯苓健脾运湿，人参、甘草，功专补益，助白术补脾；藿香芳香醒脾祛湿，木香辛香理气以防腻滞；葛根生津，助白术、茯苓升清阳；方中人参、白术、茯苓、甘草补益脾胃而滋化源；藿香、木香、葛根，芳香条达，轻清鼓舞，悦脾助胃，能理气化湿而行其津液。

4. 调中丸

主治：治中焦虚寒，下利清谷，腹痛食少者。

组成：人参（去芦）、白术、干姜（炮）各三两，甘草（炙）减半。上为细末，丸如绿豆大，每服半丸至二三十丸，食前温水送下。

功用：温中祛寒，补气健脾。

方解：干姜味辛，性热，温中散寒；人参大补元气，健脾助运化；白术健脾燥湿，炙草益气和中。四药配合，温补中焦脾胃，脾胃健而中焦治，清阳得升而浊阴得降，泄泻自停。

5. 异功散

主治：温中和气，治吐泻，不思乳食。凡小儿虚冷病，先与数服，以助其气。

组成：人参（切去顶）、茯苓（去皮）、白术、陈皮（锉）、甘草各等分。上为细末,每服二钱;水一盏,生姜五片,枣两个,同煎至七分;食前,温量多少与之。

功用:健脾理气。

方解:本方乃四君子汤加陈皮而成。人参甘温,补中益气;白术健脾燥湿;陈皮行气健脾;茯苓渗湿健脾;炙甘草甘缓和中。本方温而不燥,补而不峻,补中有行,使脾胃强健,中焦气滞得行,诸症得除。

6. 藿香散

主治:治脾胃虚有热,面赤,呕吐涎嗽,及攻下或泄泻过度者。

组成:麦门冬(去心,焙)、半夏曲、甘草(炙)各半两,藿香叶一两。上为末,每服五分至一钱,水一盏半,煎七分,食前温服。

功用:益胃生津,清热止呕。

方解:麦门冬甘凉,润肺养阴、益胃生津、清心除烦,去心焙更取其清养肺胃之阴。半夏曲辛温,燥湿化痰、降逆止呕;炙甘草补脾益气;藿香辛温,祛暑解表、化湿和胃。四药配合,共奏益胃生津、清热止呕之功。

(六)治惊风抽搐方

1. 大青膏

主治:治小儿热盛生风,欲为惊搐,血气未实,不能胜邪,故发搐也。大小便依度,口中气热,当发之。

组成:天麻(末)一钱,白附子(末,生)一钱五分,青黛(研)一钱,蝎尾(去毒,生,末)、乌梢蛇肉(酒浸,焙干取末)各一钱,朱砂(研)、天竺黄(研)。上同再研细,生蜜和成膏,每服半皂子大至一皂子大。月中儿,粳米大。同牛黄膏、温薄荷水化一处服之。五岁以上,同甘露散服之。

功用:清热化痰,祛风止痉。

方解:天麻平肝息风,青黛清肝泻火,朱砂镇心安神,天竺黄清热豁痰定惊，蝎尾、乌梢蛇息风止痉，白附子祛风化痰。全方清痰热、息肝风、定惊搐。方名大青者，因膏呈青色，故命名。

2. 凉惊丸

主治：治惊疳。

组成：草龙胆、防风、青黛各三钱，钩藤二钱，黄连五钱，牛黄、麝香、龙脑各一字。面糊丸粟米大，每服三五丸，金银花汤下。

功用：清热泻火，开窍息风。

方解：黄连清心泻火；麝香、龙脑开窍以醒神；龙胆草清热泻肝以定惊；牛黄息风止痉、化痰开窍；青黛清肝泻胆热，钩藤清热平肝、息风定惊；防风疏散外风。诸药共成清心醒神、凉肝息风之功。

3. 粉红丸（温惊丸）

功用：清热定惊。

组成：天南星（腊月酿牛胆中百日，阴干，取末）四两（别研，无酿者，只锉炒熟用），朱砂一钱五分（研），天竺黄一两（研），龙脑半字（别研），坯子胭脂一钱（研，乃染胭脂）。上用牛胆汁和丸，鸡头大，每服一丸，小者半丸，砂糖温水化下。

主治：治急惊风。

方解：此方又名温惊丸。方中朱砂入心安神定惊，南星、竹黄化痰定惊，龙脑开窍醒神，胭脂入血祛风，丸以牛胆汁以清肝胆之热。此方与前凉惊丸比较，龙脑减半，又无麝香，通治痰热，但清热之力稍逊，较凉者又温，故又曰温惊丸。

4. 利惊丸

主治：治小儿急惊风。

组成：青黛、轻粉各一钱，牵牛末五钱，天竺黄二钱。上为末，白面糊丸，如小豆大，二十丸，薄荷汤下。一法炼蜜丸，如芡实大一粒，化下。

功用：祛痰清热，解惊止搐。

方解：方中青黛咸寒，清热解毒凉血，用于小儿惊风发热、痉挛等证；轻粉辛寒，利水通便；牵牛泻下逐水；天竺黄甘寒，清热化痰、清心定惊，用于痰热惊搐、中风痰壅等证。

5. 大惺惺丸

主治：治惊疳百病及诸坏病。

组成：辰砂（研）、青礞石、金牙石各一钱半，雄黄一钱，蟾灰二钱，牛黄、龙脑各一字（别研），麝香半钱（别研），蛇黄三钱（醋淬五次）。上研匀细，水煮，蒸饼为丸，朱砂为衣，如绿豆大。百日儿每服一丸，一岁儿二丸，薄荷温汤下，食后。

功用：清热解毒，涤痰开窍。

方解：蛇黄、金牙石、辰砂、礞石、雄黄重坠安神、息风镇惊；蟾灰、龙脑、麝香、牛黄等血肉有情之品清热解毒。小儿疾病多起于风热、惊搐，故以百病概之。

6. 小惺惺丸

主治：解毒，治急惊、风痫、潮热及诸疾虚烦，药毒上攻，燥渴。

组成：腊月取东行母猪粪（烧灰存性）、辰砂（水研飞）、脑、麝各二钱，牛黄一钱（各别研），蛇黄（西山者，烧赤，醋淬三次，水研飞，干用）半两。上以东流水作面糊丸，桐子大，朱砂为衣，每服二丸，药匙研破，温水化下。小儿才生，便宜服一丸，除胎中百疾，食后。

功用：清热解毒。

方解：猪粪秽浊，取其下行，能泻火而解毒；牛黄、蛇黄清热而除燥渴，辰砂、龙脑、麝香以开窍，能治惊风及胎中百病。此方与惺惺丸大同小异，故曰小。

7. 抱龙丸

主治：治伤风、瘟疫，身热昏睡，气粗，风热痰寒壅嗽，惊风潮搐，及蛊毒、中暑。沐浴后并可服，壮实小儿，宜时与服之。

组成：天竺黄一两，雄黄（水飞）一钱，辰砂、麝香（各别研）半两，天南星四两（腊月酿牛胆中，阴干百日，如无，只将生者去皮脐，锉炒干用）。上为细末，煮甘草水和丸，皂子大，温水化下服之。百日小儿，每丸分作三四服，五二丸；大人三五丸。亦治室女白带。伏暑，用盐少许，嚼一二丸，新水送下。腊月中，雪水煮甘草和药尤佳。一法用浆水或新水浸天南星三日，候透，软煮三五沸，取出乘软切去皮，只取白软者，薄切焙干炒黄色，取末八两，以甘草二两半，拍破，用水二碗浸一宿，慢火煮至半碗，去滓，旋旋洒入天南星末，慢研之，令甘草水尽，入余药。

功用：镇静安神，清热化痰。

方解：此方竺黄、胆星清热化痰，雄黄祛痰解毒能治惊痫，麝香、辰砂芳香开窍而安心神，故适宜于小儿痰热内壅而致之急惊实证。

8. 瓜蒌汤

主治：治慢惊。

组成：瓜蒌根二钱，白甘遂一钱。上用慢火炒焦黄色，研匀，每服一字，煎麝香薄荷汤调下，无时。凡药性虽冷，炒焦用之，乃温也。

功用：清热化痰定惊。

方解：白甘遂即蚤休，苦寒降泄、清热解痉；瓜蒌根即天花粉，清热泻火、生津止渴。二药配伍，使润而能收，猛而能缓。从二药性味分析，本方适用于小儿高热惊风抽搐。但方前明言治慢惊，是谓用此方祛痰治标之义，待痰净热清再用白术散温补脾胃以善后。

9. 宣风散

主治：治小儿慢惊。

组成：槟榔二个，陈皮、甘草各半两，牵牛四两（半生半熟）。上为细末，三二岁儿，蜜汤调下五分，以上一钱，食前服。

功用：清热祛痰定惊。

方解：方中重用牵牛，苦辛善走，通利二便，攻积逐水；辅以槟榔之苦温，消食行痰、破气消导；陈皮、甘草补脾调气，以制槟榔、牵牛之猛烈，待痰食一去，即宜温补。张山雷《小儿药证直诀笺正》一书中对此评析说："慢惊总是脾肾两虚，纵有寒痰壅滞，皆宜温不宜清，可补不可下，是方槟榔、牵牛皆是峻药，岂可误治虚证。"

10. 麝香丸

主治：治小儿慢惊、疳等病。

组成：龙胆草、胡黄连各半两，木香、蝉蜕（去剑为末，干秤）、芦荟（去砂，秤）、熊胆、青黛各一钱，轻粉、脑、麝、牛黄各一钱（并别研），瓜蒂二十一个（为末）。上猪胆丸如桐子及绿豆大。惊疳脏腑，或秘或泻，清米饮或温水下，小丸五七粒至一十粒。疳眼，猪肝汤下；疳渴，猪汤下亦得。惊风发搐，眼上，薄荷汤化下一丸，更水研一丸滴鼻中。牙根疮、口疮，研贴。虫痛，苦楝子或白芜荑汤送下。百日内小儿，大小便通，水研封脐中。虫候，加干漆、好麝香各少许，并入生油一两点，温水化下。大凡病急则研碎，缓则浸化，小儿虚极、慢惊者勿服，尤治急惊痰热。

功用：清肝泄热安神。

方解：龙胆草、芦荟、青黛清肝泄热，蝉蜕息风止痉，脑、麝、牛黄、熊胆清心泻火安神，轻粉、胡连、木香、瓜蒂以治疳而理脾。故本方适用于急惊痰热而夹疳者，非治慢惊之方。

11. 豆卷散

主治：治小儿慢惊。

组成：大豆黄卷（水浸黑豆生芽是也，晒干）、板蓝根、贯众、甘草

（炙）各一两。上四物同为细末，每服半钱至一钱，水煎去滓服，甚者三钱，浆水内入油数点煎。又治吐虫，服无时。

功用：清热解毒，除烦。

方解：本方专为在治疗小儿慢惊风过程中使用大辛大热药，致使惊搐未平而又生热症者，甚至又见急惊风者而设。方中大豆黄卷，又名清水豆卷，性味甘、平，归胃经，清热利湿，多用于湿热内蕴所致诸症；板蓝根，味苦性寒，归心、胃经，清热解毒、凉血利咽，主要用于温热病，症见发热、头痛等多种热毒炽盛之候；贯众，苦，微寒，归肝、脾经，清热解毒。全方共奏清热解毒之功。

12. 虚风方

主治：治小儿吐泻或误服冷药，脾虚生风，因成慢惊。

组成：大天南星一个（重八九钱以上者良）。上用地坑子一个，深三寸许，用炭火五斤，烧通赤，入好酒半盏在内，然后入天南星，却用炭火三二条，盖却坑子；候南星微裂，取出刺碎，再炒匀熟，不可稍生；候冷为细末，每服五分或一字；量儿大小，浓煎生姜、防风汤，食前调下，无时。

功用：清热化痰定惊。

方解：本方用天南星一味，加酒用炭火炮制增加其温性，燥湿化痰、祛风止痉。通过炮制方法，改变药物寒热之性，以适应小儿病情需要，是钱乙惯用的方法。如瓜蒌散中，将二味药物炒熟，旨在温化痰涎。

13. 钩藤饮子

主治：治吐利，脾胃虚风，慢惊。

组成：钩藤三分，蝉蜕、防风（去芦头，切）、人参（去芦头，切）、麻黄（去节，秤）、白僵蚕（炒黄）、天麻、蝎尾（去毒炒）各半两，甘草（炙）、川芎各一分，麝香一分（别研入）。上同为细末，每服二钱，水一盏，煎至六分，温服，量多少与之。寒多加附子末半钱。

功用：息风止惊，补脾益气。

方解：方中防风、麻黄疏散外风；白僵蚕、钩藤、蝎尾、蝉蜕、天麻、川芎，平肝息风、止痉；人参、甘草调补脾胃。全方重在息风止痉、补脾益气。

14. 剪刀股丸

主治：治一切惊风，久经宣利，虚而生惊者。

组成：朱砂、天竺黄（各研）、白僵蚕（去头足炒）、蝎（去毒炒）、干蟾（去四足并肠，洗，炙焦黄）、蝉蜕（去剑）、五灵脂（去黄者为末）各一分，牛黄、龙脑（并研）各一字，麝香（研）五分，蛇黄五钱（烧赤，醋淬三五次，放水研飞）。上药末共二两四钱，东流水煮，白面糊丸，桐子大。每服一丸，剪刀环头研，食后薄荷汤化下。如治慢惊，即去龙脑。

功用：清热化痰息风。

方解：五灵脂入肝最速，合干蟾、蝉蜕、白僵蚕、全蝎诸风药以息风；朱砂、蛇黄镇肝定惊，龙脑、麝香、牛黄、天竺黄开泄通窍，以治小儿惊风。方后谓治慢惊即去龙脑，与金箔丸同义。然仍非属治慢惊之剂。

15. 蝉花散

主治：治惊风，夜啼，切牙，咳嗽，及疗咽喉壅痛。

组成：蝉花（和壳）、白僵蚕（直者，酒炒熟）、甘草（炙）各一分，延胡索半分。上为末，一岁一字，四、五岁半钱。蝉蜕汤下。

功用：息风止痉。

方解：方中蝉花、蝉蜕、白僵蚕，息风止痉；延胡索活血、行气、止痛；甘草调中和营。

16. 龙脑散

主治：治急慢惊风。

组成：大黄（蒸）、甘草、半夏（汤洗薄切，用姜汁浸一宿，焙干炒）、金星石、禹余粮、不灰木、青蛤粉、银星石、寒水石。上各等分，同为细末，研入龙脑一字，再研匀，新水调一字至五分，量儿大小与之，通解诸毒。本旧方也，仲阳添入甘松三两枝，藿香叶末一钱，金芽石一分，减大黄一半，治药毒吐血，神妙。

功用：清热豁痰镇惊。

方解：本方为服热药太过以致药毒吐血而设，非治慢惊之方。五石镇惊除热，龙脑醒神，半夏豁痰，蛤粉镇阴，大黄泻下，甘草固正，故仍是治急惊之方。

17. 三圣丸

主治：化痰涎，宽膈，消乳癖，化惊风、食痫、诸疳。小儿一岁以内，常服极妙。

组成：

小青丸：青黛一钱，牵牛（末）三钱，腻粉一钱。并研匀，面糊丸，黍米大。

小红丸：天南星（末）一两生，朱砂半两（研），巴豆一钱（取霜）。并研匀，姜汁面糊丸，黍米大。

小黄丸：半夏（生，末）一分，巴豆霜一字，黄柏（末）一字。并研匀，姜汁面糊丸，黍米大。以上百日者各一丸，一岁者各二丸，随乳下。

功用：化痰散结。

方解：小青丸，以腻粉治痰涎积滞，加青黛以息肝风；牵牛以化痰浊消乳癖。青黛色青，故名小青。小红丸，以天南星化痰定惊，朱砂镇心安神，巴豆逐痰除癖。因朱砂色红，故名小红。小黄丸，以半夏、巴豆逐痰祛痰，黄柏清热燥湿，因黄柏色黄，故名小黄丸。

18. 银砂丸

主治：治涎盛，膈热实，痰嗽，惊风，积，潮热。

组成：水银（结砂子）三皂子大，辰砂（研）二钱，蝎尾（去毒为末）、硼砂、粉霜（各研）、轻粉、郁李仁（去皮焙秤，为末）、白牵牛、铁粉、好腊茶各三钱。上同为细末，熬梨汁为膏，丸如绿豆大。龙脑水化下一丸至三丸。亦名梨汁饼子，及治大人风涎，并食后。

功用：清热涤痰。

方解：此方水银、粉霜、轻粉下痰消积，同郁李、牵牛、腊茶、硼砂涤热，蝎尾息风，铁粉、辰砂镇痰嗽，故能治痰涎风热惊积诸证。

19. 蛇黄丸

主治：治惊痫，因震骇、恐怖、叫号、恍惚是也。

组成：蛇黄（真者）三个（火、醋淬），郁金七分（一处为末），麝香一字。上为末，饭丸桐子大。每服一二丸，煎金银磨刀水化下。

功用：镇惊安神。

方解：此方用蛇黄苦寒，安神镇惊；麝香辛温，开窍醒神；郁金苦寒，清心解郁；煎金银磨刀水以定惊，故能治惊痫。

20. 铁粉丸

主治：治涎盛，潮搐，吐逆。

组成：水银砂子二分，朱砂、铁粉各一分，轻粉二分，天南星（炮制去皮脐，取末）一分。上同研，水银星尽为度，姜汁面糊丸，粟米大，煎生姜汤下，十丸至十五丸、二三十丸。

功用：豁痰镇惊。

方解：水银镇胃止逆，朱砂镇惊安神，轻粉镇惊化痰，铁粉、天南星清热化痰。诸药共用，共奏豁痰镇惊之功。

21. 银液丸

主治：治惊热，膈实呕吐，上盛涎热。

组成：水银半两，天南星二钱（炮），白附子一钱（炮）。上为末，用石脑油为膏。每服一皂子大，薄荷汤下。

功用：清热豁痰。

方解：石脑油，出自宋《嘉佑本草》，主治小儿惊风、化涎。《本草纲目》作"石油"，《本草拾遗》作"石漆"。《本草纲目·石部》云："石油气味与雄硫同，故杀虫治疮。涂疮癣虫癞，治铁箭入肉药中用之。其性走窜，诸器皆渗，惟瓷器琉璃不漏。故钱乙治小儿惊热膈实、呕吐痰涎，银液丸中用，和水银、轻粉、龙脑、蝎尾、白附子诸药为丸，不但取其化痰，亦取其能透经络、走关窍也。"

22. 镇心丸

主治：治小儿惊痫，心热。

组成：朱砂、龙齿、牛黄各一钱，铁粉、琥珀、人参、茯苓、防风各二钱，全蝎七个（焙）。上末炼蜜丸如桐子大，每服一丸，薄荷汤下。

功用：清热豁痰，镇惊宁心。

方解：方中朱砂、龙齿、铁粉镇心定惊、开窍醒神；牛黄凉肝息风定惊，琥珀镇静，全蝎息风止痉，防风疏散外风以止痉，人参、茯苓、甘草健脾益气，保护脾胃。此方对小儿脾胃素虚之痰热急惊颇为适合。

23. 金箔丸

主治：治急惊涎盛。

组成：金箔二十片，天南星（锉，炒）、白附子（炮）、防风（去芦须，焙）、半夏（汤浸七次，切焙干秤）各半两，雄黄、辰砂各一分，生犀末半分，牛黄、脑麝各半分。以上六物研。上为细末，姜汁面糊丸，麻子大，每服三五丸至一二十丸，人参汤下。如治慢惊，去龙脑，服无时。

功用：清热化痰，安神定惊。

方解：此方为清热开痰之剂。天南星、半夏、白附子化痰止痉，龙脑、麝香醒神开窍，金箔、辰砂镇惊安神，雄黄解毒，牛黄、犀角清热凉血，并佐以人参健脾益气，补其虚。

24. 辰砂丸

主治：治惊风涎盛潮作，及胃热吐逆不止。

组成：辰砂（别研）、水银砂子各一分，天麻、牛黄各五分，脑、麝（别研各五分，生犀末、白僵（酒炒）、蝉蜕（去足）、干蝎（去毒炒）、麻黄（去节）、天南星（汤浸七次，焙切，干秤）各一分。上同为末，再研匀，熟蜜丸如绿豆大，朱砂为衣，每服一二丸或五七丸，食后服之，薄荷汤送下。

功用：清热化痰定惊。

方解：方用生犀末、牛黄、脑麝清热定惊，白僵蚕、蝉蜕、干蝎、天麻化痰息风止痉，辰砂、水银、天南星镇惊痰而除胃逆。

25. 麝蟾丸

主治：治惊涎潮搐。

组成：大干蟾二钱（烧另研），铁粉三钱，朱砂、青礞石（末）、雄黄（末）、蛇黄（烧取末）各二钱匕，龙脑一字，麝香一钱匕。上件研匀水浸，蒸饼为丸，如桐子大，朱砂为衣。薄荷水下半丸至一丸。无时。

功用：豁痰定惊。

方解：干蟾息风止痉，朱砂、蛇黄、雄黄镇肝定惊，龙脑、麝香开泄通窍，铁粉、青礞石重坠豁痰。

26. 软金丹

主治：治惊热痰盛，壅嗽膈实。

组成：天竺黄、轻粉各二两，青黛一钱，黑牵牛（取头，末）、半夏

（用生姜三钱同捣成曲，焙干，再为细末）各三分。上同研匀，熟蜜剂为膏。薄荷水化下，半皂子大至一皂子大，量儿度多少用之。食后。

功用：清热豁痰。

方解：此方轻粉重可镇惊，青黛入肝化热，半夏、天竺黄燥湿化痰，牵牛攻下逐痰，以治惊热痰嗽之实证。

27. 桃枝丸

主治：疏取积热及结胸，又名桃符。

组成：巴豆霜、川大黄、黄柏（末）各一钱一字，轻粉、砂各五分。上为细末，面糊丸，粟米大。煎桃枝汤下。一岁儿，五七丸，五七岁，二三十丸。桃符汤下亦得。未晬儿，三二丸，临卧。

功用：攻下清热。

方解：巴豆霜、大黄、轻粉攻下逐积，朱砂重镇安神，黄柏清热，五药合用，以攻积逐热为主。

28. 牛黄膏

主治：治惊热。

组成：雄黄小枣大（用独茎萝卜根水并醋，共大盏煮尽），甘草（末）、甜硝各三钱，朱砂半钱匕，龙脑一钱匕，寒水石（研细）五钱匕。上同研匀，蜜和为剂，食后，薄荷汤温化下半皂子大。

功用：清热化痰。

方解：雄黄止痉，甜硝、寒水石清热，朱砂安神镇惊，龙脑清心安神，甘草解诸药之毒。

29. 羌活膏

主治：治脾胃虚，肝气热盛生风，或泄泻大作，或吐泻后为慢惊，亦治伤寒。

组成：羌活（去芦头）、川芎、人参（去芦头）、赤茯苓（去皮）、白附子（炮）各半两，天麻一两，白僵蚕（酒浸炒黄）、干蝎（去毒炒）、白花蛇（酒浸取肉焙干）各一分，川附子（炮去皮脐）、防风（去芦头，切焙）、麻黄（去节秤）各三钱，豆蔻肉、鸡舌香（即母丁香）、藿香叶、木香各二钱，轻粉一钱，珍珠、麝香、牛黄各一钱，龙脑半字，雄黄、辰砂各一分。以上七味各别研入。

上同为细末，熟蜜和剂旋丸，大豆大。每服一二丸，食前，薄荷汤或麦冬汤温化下。实热、惊急勿服，性温故也。服无时。

功用：息风止痉，温中健脾。

方解：白附子、天麻、白僵蚕、干蝎、白花蛇搜风息风，羌活、防风、麻黄辛温发散外风，豆蔻、丁香、藿香、木香温中理气，人参、茯苓益气健脾，附子补火助阳温中，轻粉、珍珠、雄黄、辰砂重镇安神止痉，麝香、牛黄、龙脑芳香通窍安神。

30. 梓朴散

主治：治吐泻胃虚及慢惊。

组成：半夏一钱（汤洗七次，姜汁浸半日晒干）、梓州浓朴一两（细锉）。上件米泔三升，同浸一百刻，水尽为度，如百刻水末尽，加火熬干，去浓朴，只将半夏研为细末。每服半字、一字，薄荷汤调下。无时。

功用：燥湿化痰。

方解：半夏，燥湿化痰，降逆止呕；厚朴，芳香化湿下气。

31. 涂囟法

主治：小儿惊风。

组成：麝香一字，薄荷叶半字，蝎尾（去毒为末）半钱（一作半字），蜈蚣末、牛黄末、青黛末各一字。上同研，用熟枣肉剂为膏，新绵上涂匀，贴囟上；四方可出一指许，火上炙手频熨。百日内外小儿，可用此。

功用：清热息风止痉。

方解：小儿囟门为先天之外窍，婴儿阳气幼稚，囟门未合。风热容易由此而入，故用麝香、蝎尾、蜈蚣祛风，牛黄、青黛、薄荷清热凉惊，和熟枣膏，涂囟上，而使风火之邪从囟门而出，是为便捷之法。

（七）治疳积方

1. 木香丸

主治：治小儿疳瘦腹大。

组成：木香、青黛（另研）、槟榔、豆蔻（去皮）各一分，麝香（另研）一钱五分，续随子（去皮）一两，虾蟆三个（烧存性）。上为细末，蜜丸绿豆大，每服三五丸至一二十丸，薄荷汤下，食前。

功用：温中健脾。

方解：方中木香辛温，行气、调中、止痛，用于脾胃虚弱，运化失健，致形体消瘦、脘腹胀满诸症；槟榔行气；豆蔻芳香醒脾。全方旨在恢复脾胃气机，祛积除疳。

2. 胡黄连丸

主治：治肥热疳。

组成：川黄连五钱，胡黄连五钱，朱砂一钱（另研）。以上二物为细末，入朱砂末，都填入猪胆内，用淡浆水煮，以杖于铫子上，用线钓之，勿着底，候一炊久取出，研入芦荟、麝香各一分，饭和丸如麻子大，每服五七丸至二三十丸，米饮下，食后。

功用：清热除疳。

方解：胡黄连丸，是钱乙为小儿疳证有热所设。胡黄连味苦性寒，退虚热、除疳热、清湿热，对于小儿疳积消化不良、腹胀体瘦、下利、发热等症，能够清热消疳。黄连能清热燥湿，助胡黄连清热除疳。

3. 兰香散

主治：治疳气，鼻下赤烂。

组成：兰香叶（菜名，烧灰）二钱，铜青五分，轻粉二字。上为细末，令匀，看疮大小干贴之。

功用：祛湿杀虫。

方解：此方是肺胃蕴热致鼻孔蚀疮之外治药。小儿鼻下赤烂是脾疳之外候，兰香叶为治黄烂疮之主药，清热解毒；铜青甘平，治疳疮而疗虫痖：轻粉辛冷，疗痰疾而杀虫。三药合用以治疳气。

4. 白粉散

主治：治诸疳疮。

组成：海螵蛸三分，白及三分，轻粉一分。上为末，先用浆水洗，拭干贴。

功用：收湿敛疮。

方解：此方也是外治药末。轻粉拔毒，海螵蛸、白及收湿敛疮，浆水化滞物以治疳疮。

5. 消积丸

主治：治大便酸臭。

组成：丁香九个，缩砂仁二十个，乌梅肉三个，巴豆二个（去皮油心膜）。上为细末，面糊丸黍米大。三岁以上三五丸，以下三二丸。温水下，无时。

功用：消积导滞。

方解：砂仁辛温，归脾、胃经，化湿行气、醒脾和胃；丁香味辛，性温，归脾、胃、肾经，温中降逆、温肾助阳，为治疗胃寒呕吐、呃逆之要药；乌梅酸平，归肝、脾、肺、大肠经，涩肠止泻；巴豆辛热，归胃、大肠经，用量极轻，峻药轻投以消积祛痰。

6. 牛黄丸

主治：治小儿疳积。

组成：雄黄（研，水飞）、天竺黄各二钱，牵牛（末）一钱。上同再研，面糊为丸，粟米大，每服三丸至五丸。食后，薄荷汤下。并治疳消积，常服尤佳，大者加丸数。

功用：消积导滞。

方解：雄黄，杀虫，用于虫积腹痛；天竹黄，清热化痰；牵牛子，泻下、去积、杀虫，对肠胃实热积滞、虫积腹痛均有效。三药合用，药力峻猛，荡涤肠胃积滞疗效确切。但不应长期应用，以免损伤脾胃正气。

张山雷《小儿药证直诀笺正》中评论此方说："此亦涤饮攻痰之法，竹黄清热，故曰治疳，牵牛荡涤，故曰消积，所服无多，尚不为峻，但必非常服之品，方中常服尤佳，胡可为训。"

7. 胡黄连麝香丸

主治：治疳气羸瘦，白虫作方。

组成：胡黄连、白芜荑（去扇）各一两，木香、黄连各半两，辰砂（另研）一分，麝香（锉研）一钱。上为细末，面糊丸绿豆大。米饮下五七丸至十丸；三五岁以上者，可十五丸、二十丸。无时。

功用：清热消积驱虫。

方解：方中胡黄连、黄连苦寒，清内蕴之积热；芜荑杀虫；木香理气；麝香通窍；辰砂镇怯。诸药共奏清热、消积、杀虫之功。

8. 大胡黄连丸

主治：治一切惊疳，腹胀，虫动，好吃泥土生米，不思饮食，多睡，便秘或腹泻，肌肤黄瘦，毛焦发黄，饮水，五心烦热，能杀虫，消进饮食，治疮癣，常服不泻痢方。

组成：胡黄连、黄连、苦楝子各一两，白芜荑（去扇）半两（秋初三分），芦荟（另研）、干蟾头（烧存性，另研）各一分，麝香一钱（另研），青黛一两半（另研）。上先将前四味为细末，猪胆汁和为剂，每一胡桃大，入巴豆仁一枚置其中，用油单一重，蒸熟，去巴豆，用米一升许蒸，米熟为度，入后四味为丸。如难圆，少入面糊丸，麻子大。每服十丸、十五丸，清米饮下，食后、临卧，日进三两服。

功用：清热消积驱虫。

方解：此方清热为主而兼杀虫消积。二连、苦楝、芜荑杀虫，芦荟、青黛清热，干蟾头治疳，麝香芳香通窍，又用巴豆攻积、猪胆增液，以治疗疳瘦虫积，里有热结之证。

9. 榆仁丸

主治：治疳热、瘦悴、有虫，久服充肥。

组成：榆仁（去皮）、黄连（去头）各一两。上为细末，用猪胆七个，破开取汁，与二药同和入碗内，甑上蒸九日，每日一次，候日，研麝香五分，汤浸一宿，蒸饼同和成剂，丸如绿豆大。每服五七丸至一二十丸，米饮下。

功用：清热杀虫。

方解：榆仁辛温，杀虫下气；黄连清肺胃之热。

10. 大芦荟丸

主治：疳。

组成：芦荟（研）、木香、青橘皮、胡黄连、黄连、白芜荑（去扇秤）、雷丸（破开，白者佳，赤者杀人，勿用）、鹤虱（微炒）各半两，麝香二钱（另研）。上为细末，粟米饮丸绿豆大。米饮下二十丸，无时。

功用：清热杀虫。

方解：胡黄连、黄连、芦荟、雷丸、鹤虱、芜荑，皆清热杀虫之品；青皮、橘皮、木香理气行滞，麝香芳香透络，故能杀疳虫、清里热、和胃气、复津液。

11. 龙骨散

主治：疳，口疮，走马疳。

组成：砒霜、蟾酥各一字，粉霜五分，龙骨一钱，定粉一钱五分，龙脑半字。上先研砒粉极细，次入龙骨再研，次入定粉等同研，每用少许敷之。

功用：蚀疮疗疳。

方解：此方定粉、粉霜辛寒泻下以清胃中毒火；砒霜为走马牙疳之圣药，功能蚀疮去腐；再入蟾酥、龙脑以通络；龙骨敛疮收口，故能治走马疳。

12. 橘连丸

主治：治疳瘦，久服消食和气，长肌肉。

组成：陈橘皮一两，黄连一两五钱（去须，米泔浸一日）。上为细末，研入麝香五分，用猪胆七个，分药入在胆内，浆水煮，候临熟以针微扎破熟为度，取出，以粟米粥和丸，绿豆大。每服十丸至二三十丸，米饮下，量儿大小与之。

功用：健脾消积。

方解：陈皮，理气调中、燥湿化痰，用于脾胃气滞的脘腹胀满、嗳气、恶心、呕吐，亦可用于湿浊中阻所致的胸闷腹胀、纳呆倦怠、大便溏薄；黄连，苦寒，清中焦蕴积之湿热。

13. 龙粉丸

主治：治疳渴。

组成：草龙胆、定粉、乌梅肉（焙秤）、黄连各二分。上为细末，炼蜜丸，如麻子大。米饮下一二十丸，无时。

功用：除疳生津。

方解：此方定粉、乌梅杀疳虫，龙胆草、黄连清肝泄热。虫驱热解，津回渴止，故能治疗疳渴。

14. 使君子丸

主治：治脏腑虚滑及疳瘦下利，腹胁胀满，不思乳食。

组成：厚朴（去粗皮，姜汁涂）、甘草（炙）、诃子肉（半生半煨）、青黛各半两（如是兼惊及带热泻，入此味，如则变疳不调，不用此味），陈皮（去白）一分，使君子（去壳）一两（面裹煨熟，去面不用）。上为末，炼蜜丸，如小鸡头大，每服一丸，米饮化下。百日以上、一岁以下，服半丸。乳汁化下。

功用：安虫补胃，消疳肥肌。

方解：方中使君子甘温杀虫，厚朴下气消积，青黛清积热，诃子肉涩肠降火，陈皮、甘草调和脾胃。

（八）治疮疹方

1. 紫草散

主治：发斑疹。

组成：钩藤钩子、紫草茸各等分。上为细末，每服一字，或五分、一钱，温酒调下，无时。

功用：清热平肝息风。

方解：钩藤入肝经，清热平肝、息风止痉；紫草茸入心、肝经，清热凉血。二药共奏清热平肝、凉血息风之功。

2. 五福化毒丹

主治：治疮疹余毒上攻口齿，躁烦，咽干，口舌生疮，及治蕴积热毒，惊惕，狂躁。

组成：生熟地黄（焙秤）各五两，玄参、天门冬（去心）、麦门冬（去心焙秤）各三两，甘草（炙）、甜硝各二两，青黛一两半。上八味为细末，后研入硝、黛，炼蜜丸如鸡头大。每服半丸或一丸，食后，水化下。

功用：清热解毒养阴。

方解：甜硝，皮硝加莱菔、甘草共煮所得，味甘微辛，消痰降火、去积导滞；青黛，清热凉血解毒；生地、熟地、玄参、天门冬、麦门冬，清热凉血养阴，兼清余热；甘草助诸药解毒。

3. 百祥丸（南阳丸）

主治：治疮疹倒靥黑陷。

组成：红芽大戟。用红芽大戟，不以多少，阴干，浆水软去骨，日中曝干，复内汁中煮，汁尽焙干为末，水丸如粟米大。每服一二十丸，研赤脂麻汤下，吐利止，无时。

功用：泻火解毒。

方解：大戟苦寒有毒，北产者色白，以南产色紫者为上，名为红芽大戟，能泄脏腑水湿，泻火利水。大戟为下毒之峻剂，性峻利，损真气，用之宜慎，并严格掌握剂量。

4. 牛李膏（必胜膏）

主治：治疮疹倒靥黑陷。

组成：牛李子。牛李子上杵汁，石器内密封，每服皂子大，煎杏胶汤化下。

功用：清热收阴。

方解：《本草纲目》云：“（李花）苦、香、无毒。令人面泽，去粉滓黑黯。”《本草求真》云：李子治“中有瘤热不调，骨节间痨热不治，得此酸苦性入，则热得酸则敛，得苦则降，而能使热悉去也”。牛李子，一名鼠李子，李之别种，甘美可食，性质功用与李同。李能去瘤热，酸能收阴，而温以散之，其治疮疹倒陷之功，用意在此。

5. 羊肝散

主治：治疮疹入眼成翳。

组成：上用蝉蜕末，水煎，羊子肝汤调服二三钱。凡痘疮才欲着痂，即用酥或面油不住润之，可揭即揭之，若不润及迟揭，疮硬即隐成瘢痕。

功用：疏风清热，养肝祛翳。

方解：本方蝉蜕疏风退翳，羊肝明目补肝。虽为痘疮目翳而设，然目赤翳膜也可用之。

6. 蝉蜕散

主治：治斑疮入眼，半年以内者，一月取效。

组成：蝉蜕（去土取末）一两，猪悬蹄甲二两（罐子内盐泥固济，烧存性）。上二味研，入羚羊角细末一分拌匀。每服一字；百日外儿五分；三岁以上一二钱。温水或新水调下，日三四，夜一二，食后服。一年以外难治。

功用：疏风清热，凉血解毒。

方解：蝉蜕散风退翳；猪悬蹄甲，咸寒，内服烧灰存性，《本经逢原》云："治目疾外障。"

7. 生犀磨汁

主治：治疮疹不快，吐血衄血。

组成：生犀磨汁。用生犀磨浓汁，微温饮一茶脚许；乳食后，更量大小加减之。

功用：清热凉血。

方解：一味犀牛角磨汁，咸寒，清热、凉血、定惊、解毒。

（九）治夜啼方

1. 当归汤

主治：治小儿夜啼者，脏寒而腹痛也。面青手冷，不吮乳者是也。

组成：当归、白芍药、人参各一分，甘草（炙）半分，桔梗、陈皮（不去白）各一分。上为细末，水煎半钱，时时少与服。又有热痛，亦啼叫不止，夜发，面赤唇焦，小便黄赤，与三黄丸，人参汤下。

功用：温中散寒，缓急止痛。

方解：小儿夜啼因脏寒腹痛所致。当归辛、甘，温，散寒止痛；白芍酸敛可养血柔肝、缓急止痛，配以甘草甘缓缓急止痛；人参甘温，归脾经，补脾益气。因小儿脾常不足，血气未实，故应扶助脾胃。陈皮辛、苦，性温，辛可散寒、温能补能和、苦能燥能泻，于补药之中可调中快膈以免留滞。桔梗苦辛，性平，可宣通肺气、宣畅气机。诸药共奏温中、缓急、散寒、止痛之功。

2. 花火膏

主治：治夜啼。

组成：灯花一棵。上涂乳上，令儿吮之。

功用：清心泄热。

方解：张山雷《小儿药证直诀笺正》云："阴分火炽则卧不安而夜多啼，灯花是烟煤所结，清心火而泄阴分之热，颇能有效，但须以香油点灯结花乃佳，半岁以内，尤有捷验。"

（十）治虫痛方

1. 安虫散

主治：治小儿虫痛。

组成：胡粉（炒黄）、槟榔、川楝子（去皮核）、鹤虱（炒）各二两，白矾（铁器熬）一分，干漆（炒烟尽）二分，雄黄一分，巴豆霜一分。上为细末，每服一字，大者半钱。温米饮调下，痛时服。

功用：驱虫攻积。

方解：此方汇集杀虫攻积之药，又具泻下之功，其力甚峻，中病即止，不可久服过剂。

2. 安虫丸（苦楝丸）

主治：治上、中二焦虚，或胃寒虫动及痛。

组成：干漆三分（杵碎，炒烟尽），雄黄、巴豆霜各一钱。上为细末，面糊丸，黍米大，量儿大小与服，取东行石榴根煎汤下，痛者煎苦楝根汤下，或芜荑汤下五七丸至三二十丸，发时服。

功用：驱虫止痛。

方解：张山雷《小儿药证直诀笺正》云："干漆大毒，必不可尝，宜以使君子之类易之；苦楝根、芜荑皆杀虫捷药，不嫌其猛，恨脾胃虚者，必须补脾以善其后。"雄黄杀虫，巴豆攻下逐虫。此方为杀虫之峻剂，适用于胃寒虫痛而体壮者。

3. 芜荑散

主治：治胃寒虫痛。

组成：白芜荑（去扇秤）、干漆（炒）各等分。上为细末，每服一字，或五分、一钱，米饮调下，发时服。杜壬《养生必用方》同。杜亦治胃寒虫上。

功用：驱虫止痛。

方解：芜荑、干漆杀虫。

4. 胆矾丸

主治：治疳，消癖进食，止泻和胃，遣虫。

组成：胆矾（真者）一钱（为粗末），绿矾（真者）二两，大枣十四个（去核），好醋一升。以上四物同煎，熬令枣烂和后药。使君子二两（去壳），枳实（去瓤，炒）三两，黄连、诃黎勒（去核）各一两（并为粗末），巴豆二七枚（去皮破之）。以上五物同炒令黑，约三分干，入后药；夜明砂一两，虾蟆灰（存性）一两，苦楝根皮，以上三物再同炒，候干；同前四物杵罗为末，却同前膏和入白中，杵千下。如未成，更旋枣肉，亦不可多，恐服之难化。太稠，即入温水，可圆即丸，如绿豆大。每服二三十丸，米饮温水下，不拘时。

功用：消积和胃杀虫。

方解：此方使君、黄连、苦楝、胆矾、绿矾杀虫；虾蟆、夜明砂疗疳；巴豆、枳实消癖；诃子、好醋止泻；大枣和胃。故有消积杀虫、和中止泻之功。然药力峻猛，攻下之后当培补中土方妥。

（十一）治痫方

五色丸

主治：治五痫。

组成：朱砂五钱（研），水银一两，雄黄一两，铅三两（同水银熬），珍珠末一两（研）。上炼蜜丸，如麻子大，每服三四丸，金银、薄荷汤下。

功用：息风化痰。

方解：五色丸立方之义，是以五色治五痫。朱砂色赤入心治心痫，雄黄色黄入脾治脾痫，水银色白入肺治肺痫，铅色黑入肾治肾痫，珍珠色青入肝治肝痫。五者一则镇风，一则化痰，风痰除而痫自平。

（十二）治吐利方

1. 香银丸

主治：治吐。

组成：丁香、干葛各一两，半夏（汤浸七次，切焙）、水银各半两。上三味，同为细末，将水银与药同研匀，生姜汁丸，如麻子大。每服一二丸至五七丸，煎金银汤下，无时。

功用：理气和胃止呕。

方解：方中半夏降逆止呕，丁香温脾理气，水银镇胃，干葛生津止泻。

2. 二气散

主治：治冷热惊吐反胃，一切吐利，诸治不效者。

组成：硫黄半两（研），水银二钱半（研，不见星，如黑煤色为度）。上每服一字至五分，生姜水调下或同炒，结砂为丸。

方解：张骥《小儿药证直诀注》注释曰："此寒热并用之重剂也。硫黄太热，入命门补火；水银大寒，入心包而降阴。道家所以有汞铅龙虎之响也。阴阳亏损，真有回生起死之功。然非监制得宜，认证不差，未可轻投。"

3. 木瓜丸

主治：治生下吐。

组成：木瓜末、麝香、腻粉、木香末、槟榔末各一字。上同研末，面糊丸，如小黄米大。每服一二丸，甘草水下，无时服。

功用：行气止呕。

方解：木瓜和脾化湿止呕，麝香开窍辟秽，腻粉镇胃止呕，木香温脾理气，槟榔降气行滞。五药共奏降气镇胃止呕之功。

（十三）治二便不通方

1. 郁李仁丸

主治：治襁褓小儿大小便不通，惊热痰实，欲得溏动者。

组成：郁李仁（去皮）、川大黄（去粗皮，取实者锉，酒浸半日，控干，炒为末）各一两，滑石半两（研细）。上先将郁李仁研成膏，和大黄、滑石，丸如黍米大。量大小与之，以乳汁或薄荷汤下。

功用：通利二便。

方解：方中郁李仁，辛、苦，归大肠、小肠经，润肠通便、利水消肿，可用于肠燥便秘；大黄，苦寒沉降、泻下攻积、清热泻火，对肠道积滞、大便秘结，有较好的泻下作用；滑石，其性寒而滑，归胃、膀胱经，寒能清热，滑能利窍，能清膀胱热结，通利水道。诸药合用，通腑开闭，导热从大、小二便而解。

2. 捻头散

主治：治小便不通。

组成：延胡索、川苦楝各等分。上同为细末，每服五分或一钱，捻头汤调下，量多少与之。如无捻头汤，即汤中滴油数点，食前。

功用：行气利水。

方解：此方延胡索、川楝舒肝行气、活血止痛，捻头即馓子，一种油炸面食。用捻头汤调下是取其温中益气、润肠利便之效。

3. 如圣丸

主治：治冷热疳泻。

组成：胡黄连、白芜荑（去扇炒）、川黄连各二两，使君子一两（去壳秤），麝香（别研）五分，干虾蟆五枚（锉，酒熬膏）。上为末，用膏丸如麻子大，每服人参汤下。二三岁者，五七丸；以上者，十丸至十五丸。无时。

功用：清热止泻。

方解：此方为治疳杀虫之剂。胡黄连、川黄连清积热，使君子杀虫，芜荑燥湿杀虫，虾蟆为疳积腹膨主药，又佐以芳香开窍之麝香，故疳泻可愈。

4. 白附子香连丸

主治：治肠胃气虚，暴伤乳哺，冷热相杂，泻痢赤白，里急后重，腹痛扭撮，昼夜频并，乳食。

组成：黄连、木香各一分，白附子（大）二个。上为末，粟米饭丸，绿豆大或黍米大，或服十丸至二三十丸，食前，清米饮下，日夜各四五服。

功用：清热燥湿，行气止痛。

方解：黄连苦寒，清胃肠积热；木香苦温，行气止痛。治泻诸方多用黄连，如与木香同用的香连丸，可调气行滞而除里急后重。白附子辛温，温中行气。三药寒热并用，既能清胃肠之积热，又能温中行气，气行则后重自除，积滞消则泻痢自止。

5. 豆蔻香连丸

主治：治泄泻，不拘寒热赤白，阴阳不调，腹痛肠鸣切痛，可用如圣。

组成：黄连（炒）三分，肉豆蔻、南木香各一分。上为细末，粟米饭丸，米粒大。每服米饮汤下，十丸至二三十丸，日夜各四五服，食前。

功用：清热燥湿，健脾止泻。

方解：此方用黄连苦降以清热，木香辛燥以行气，肉豆蔻温涩以止泻。寒热并用，通涩兼施，适用于里热气滞兼久痢滑脱之证。

6. 小香连丸

主治：治冷热腹痛，水谷利，滑肠。

组成：木香、诃子肉各一分，黄连半两（炒）。上为细末，饭和丸绿豆大。米饮下十丸至三五十丸，频服之，食前。

功用：调和肠胃，涩肠止利。

方解：诃子涩肠止泻，木香辛燥以行气，肉豆蔻温涩以止泻。此方由豆蔻香连丸易肉豆蔻为诃子而成。诃子苦温，肠滑水泻者宜之；然肉豆蔻辛温燥烈，寒湿者宜之。同一涩法，涩中亦有不同。

7. 二圣丸

主治：治小儿脏腑或好或泻，久不愈，羸瘦成疳。

组成：川黄连（去须）、黄柏（去粗皮）各一两。上为细末，将药末入猪胆内，汤煮熟，丸如绿豆大。每服二三十丸，米饮下。量儿大小加减，频服，无时。

功用：清热燥湿，厚肠止泻。

方解：方中黄连，苦寒，归心、肝、胃、大肠经，清热燥湿、泻火解毒。黄柏，苦寒，归肾、膀胱、大肠经，清热燥湿、泻火解毒、退虚热。

二者合用，清热燥湿之力强、厚肠止泻之功健，对于小儿腹泻内有湿热者疗效最好。

8. 没石子丸

主治：治泄泻白浊，及疳痢、滑肠、腹痛。

组成：木香、黄连各一分（一作各二钱半），没石子一个，豆蔻仁二个，诃子肉三个。上为细末，饭和丸麻子大，米饮下。量儿大小加减，食前。

功用：清热燥湿，涩肠止泻。

方解：此方亦治泄泻。木香、黄连清热行气，为痢证必需之品；豆蔻、诃子、没石子收涩止泻，可随证加入。此方实为豆蔻香连丸、小香连丸复方之中再入没石子，故收涩之力更甚，适用于滑脱久泻之证。

9. 温白丸

主治：治小儿脾气虚困，泄泻瘦弱，冷疳洞利，及因吐泻或久病后成慢惊，身冷瘛疭。

组成：天麻（生）半两，白僵蚕（炮）、白附子（生）、干蝎（去毒）、天南星（锉，汤浸七次，焙）各一分。上同为末，汤浸，寒食面和丸，如绿豆大，丸了，仍与寒食面内，养七日取出。每服五七丸至二三十丸，空心煎生姜米饮，渐加丸数，多与服。

功用：温阳止泻，息风止痉。

方解：方中白附子辛热，回阳救逆、补火助阳、散寒止痛；肾、心、脾诸脏阳气虚损者均可用。天麻、僵蚕、全蝎、天南星，化痰息风止痉，用于慢惊风、抽搐。

10. 豆蔻散

主治：治吐泻烦渴，腹胀，小便少。

组成：豆蔻、丁香各半分，舶上硫黄一分，桂府白滑石三分。上为细末，每服一字至半钱，米饮下，无时。

功用：温脾理气，和胃止呕。

方解：此方为脾肾寒湿所致的吐泻而设。硫黄补火，温壮脾肾之阳；滑石清热利尿、分利小便；豆蔻、丁香理气消胀。若阴虚津伤，内热阳亢之证，则不能轻投。

11. 温中丸

主治：治小儿胃寒泻白，腹痛肠鸣，吐酸水，不思食，及霍乱吐泻。

组成：人参（切去顶，焙）、甘草（锉，焙）、白术各一两，为末。上姜汁面和丸，绿豆大。米饮下一二十丸，无时。

功用：温中祛寒，健脾止泻。

方解：方中人参甘、微苦，微温，归脾、肺经，大补元气、补脾益肺、生津止渴；白术苦、甘，温，归脾、胃经，补气健脾、燥湿利水；甘草补脾益气。三药配合，中焦虚寒可去，清阳升而浊阴降，泄泻、腹痛肠鸣等症可除。

（十四）治腹痛腹胀方

1. 乌药散

主治：治乳母冷热不和及心腹时痛，或水泻，或乳不好。

组成：天台乌药、香附子（破用白者）、高良姜、赤芍药。上各等分为末，每服一钱，水一盏，同煎六分，温服。如心腹疼痛，入酒煎。水泻，米饮调下。无时。

功用：温中理气和血。

方解：方中香附味辛，微苦、甘，性平，归肝、三焦经，疏肝理气、行气止痛；乌药味辛，性温，归肺、脾、肾、膀胱经，行气止痛、温肾散寒；赤芍味苦，微寒，归肝经，可清热凉血、祛瘀止痛，善清血分郁热，与其他药物相配可起反佐作用；高良姜味辛，性热，归脾、胃经，温中止痛,善于温散脾胃寒邪,止痛止呕。本方药物寒温并用,各循其经,行气疏肝,温中止痛。此方温而不热,气血共调,故为调节冷热不和之良方。

2. 塌气丸

主治:治虚胀如腹大者。

组成:胡椒一两,蝎尾(去毒)五钱。上为细末,面丸粟米大,每服五七丸至一二十丸,陈米饮下,无时。加萝卜子名褐丸子。

功用:消胀除满。

方解:本方为脾虚腹胀而设。方中花椒大辛大热,归胃与大肠经,温中止痛;蝎尾辛、平,归肝经,止痉、通络止痛。

(十五)治乳癖方

1. 褊银丸

主治:治风涎,膈实,上热,及乳食不消,腹胀,喘粗。

功用:逐痰开窍。

组成:巴豆(去皮油心膜,研细)、水银各半两,黑铅二钱半(水、结砂子),麝香五分(另研),好墨八钱(研)。上将巴豆末并墨再研匀,和入砂子、麝香,陈米粥和丸,如绿豆大捏扁。一岁一丸,二岁二三丸,五岁以上五六丸,煎薄荷汤放冷送下,不得化破。更量虚实增减,并食后。

方解:本方为风涎膈实、腹胀喘粗等喘满闭塞欲绝之实证而设。方中水银、黑铅,重坠令气下行;麝香、好墨,芳香开窍;巴豆温下,荡涤痰涎;陈米粥和胃以调胃气。因方中有水银,做成绿豆大丸后又捏扁,故名褊银丸。服时不得化破,以防水银沉淀。此方药性峻猛,重坠痰涎,逐痰开窍,为治标之剂,适用于喘满闭塞欲绝之实证。因方中水银、黑铅重坠有毒,服用时中病即止,不可多服久服。

2. 消坚丸

主治:消乳癖及下交奶,又治痰热膈实,取积。

组成：硇砂末、巴豆霜、轻粉各一钱，水银砂子两皂子大，细墨少许，黄明胶（末）五钱。上同研匀，入面糊丸，如麻子大。倒流水下，一岁一丸，食后。

功用：消积化痰。

方解：关于"交奶"，乃宋代俗语，今多不知何解。宋代陈自明《妇人大全良方·产乳集·将护婴儿方论》解释"交奶"为"如阴阳交接之际，切不可喂儿奶，此正谓之交奶也，必生癖"。交奶，指交媾后之乳汁。古人认为此乳性热，不可哺儿，哺之易致乳儿内热证。硇砂、轻粉、巴豆霜峻下逐痰，水银镇胃；细墨即墨，又名乌金、陈久、玄香、乌玉块等，为松烟和入胶汁、香料等加工制成，味辛性平，入心、肝二经，清心凉肝；黄明胶滋阴养血。

3. 烧青丸

主治：治乳癖。

组成：轻粉、粉霜、硇砂各一钱，白面二钱，玄精石一分，白丁香一字，定粉一钱，龙脑半字。上同一处，研令极细，滴水和为一饼，以文武火烧熟勿焦，再为末，研如粉面，滴水和丸如黄米。每服七丸，浆水化下。三岁以下服五丸，量儿大小，加减服之。

功用：消积和胃。

方解：轻粉、粉霜、硇砂、定粉攻逐峻品，攻下逐积；丁香芳香理气行滞；龙脑清心安神；白面温中和胃，顾护脾胃。

（十六）治积聚方

1. 真珠丸

主治：治大小便涩滞，疗腹胀，行滞气。

组成：木香、白丁香（真者）、丁香（末）各五分，巴豆仁十四个（水浸一宿，研极腻），轻粉五分（留少许为衣），白滑石二钱。上为末，研匀，湿纸裹烧，粟米饭丸麻子大。一岁一丸，八九岁以上至十五岁服八丸，炮皂子煎汤放冷下。夹风热难动者，先服凉药一服；乳癖者，减丸数，隔日临卧一服。

功用：行气导滞。

方解：此药行气攻痰与杀虫消积诸味相辅而行。方中白丁香即麻雀屎，取雀食诸谷，易致消烂之义。木香、白丁香、丁香理气行滞；轻粉、巴豆化痰泻下，滑石渗泄利窍，可治积聚、惊涎、腹胀等症。

2. 紫霜丸

主治：消积聚。

组成：代赭石（醋淬七次）、赤石脂各一钱，杏仁五十粒（去皮尖），巴豆三十粒（去皮膜心出油）。上先将杏仁、巴霜入乳钵内，研细如膏，却入代赭、石脂末，研匀，以汤浸蒸饼为丸，如粟米大。一岁服五丸，米饮汤下；一二百日内儿三丸，乳汁下。更宜量其虚实加减，微利为度。此药兼治惊痰诸证，虽下不致虚人。

功用：消聚散积。

方解：此方巴霜攻下积聚，代赭石下气降痰；赤石脂甘涩，收湿涩肠，以免巴豆攻下太过；杏仁下气降痰。诸药合用，消聚散积，以治小儿积聚及惊痰诸症。由于此方巴霜较多，攻泄有余，是为治标之剂，实积及实热生痰者宜之。

（十七）治囟开不合、鼻塞不通方

主治：治囟开不合、鼻塞不通。

组成：天南星大者，微炮去皮为细末，淡醋调，涂绯帛上，贴囟上，火炙手频熨之。

功用：化痰祛风。

方解：天南星，专走经络，为开涤风痰之专药。

（十八）治自汗盗汗方

1. 黄芪散

主治：治虚热盗汗。

组成：牡蛎、黄芪、生地黄各等分。上为末，煎服，无时。

功用：益气养阴，固表止汗。

方解：方中牡蛎，咸、微寒，归肝、肾经，收敛固涩止汗；黄芪，甘、微温，归脾、肺经，补气升阳、益气固表；配伍生地黄滋阴降火、清虚热。三药合用，益气滋阴、固表止汗。

2. 虎杖散

主治：治实热盗汗。

组成：虎杖，锉，水煎服。量多少与之，无时。

功用：清热凉血止汗。

方解：方中仅用一味虎杖，虎杖味微苦性平，活血清热，血热得清，气血得畅，故实热盗汗可止。

3. 止汗散

主治：治六阳虚汗，上至顶，不过胸也，不须治之。喜汗，厚衣卧而额汗出也，止汗散止之。

组成：上用故蒲扇灰。如无扇，只将故蒲烧灰研细，每服一二钱，温酒调下，无时。

功用：收敛止汗。

方解：止汗散仅蒲灰一味，将陈蒲扇或蒲草烧灰存性，温酒调下。因蒲长泽中，取其清芬之气能制炎热；而烧灰服之，欲其引热下行。

4. 香瓜丸

主治：治遍身汗出。

组成：大黄瓜（黄色者）一个（去穰），川大黄（湿纸裹煨至纸焦）、胡黄连、柴胡（去芦）、鳖甲（醋炙黄）、芦荟、青皮、黄柏。上除黄瓜外，同为细末。将黄瓜割去头，填入诸药置满，却盖口，用杖子插定，漫火内，面糊丸，如绿豆大。每服三二丸，食后，冷浆水或新水下；大者五七丸至十丸。

功用：清热泻火止汗。

方解：本方为实热遍身汗出而设。方用大黄瓜、大黄、胡连大寒以清心胃之热，鳖甲、黄柏滋阴清热，芦荟、青皮、柴胡凉肝疏肝。诸药合用，使热消阳潜、肝调气平，而遍身之汗可止。

（十九）治咳嗽方

1. 葶苈丸

主治：治乳食冲肺，咳嗽、面赤、痰喘。

组成：甜葶苈（隔纸炒）、黑牵牛（炒）、汉防己、杏仁（炒去皮尖）各一钱。上为末，入杏仁泥，取蒸陈枣肉和捣为丸，如麻子大，每服五丸至七丸，生姜汤送下。

功用：泻肺行水，止咳平喘。

方解：此方为乳食停滞，积食生热，热上蒸于肺，肺热壅盛而设。方中葶苈子，泻肺平喘；黑牵牛，泻下逐水；汉防己，祛风湿、利水止痛，助葶苈子、黑牵牛利水消肿；杏仁，止咳平喘；大枣甘温，补中益气、养血安神、缓和药性；生姜辛温，温中止呕、发汗解表、温肺止咳。大枣、生姜在此方中既可调和药性，防止苦寒泄气败胃；还可调和营卫，使汗而不伤阴，泄而不伤阳。

2. 人参生犀散

主治：解小儿时气，寒壅咳嗽，痰逆喘满，心忪惊悸，脏腑或秘或泄，调胃进食。又主一切风热，服寻常凉药即泻而减食者。

组成：人参（切去芦）三钱，前胡（去芦）七钱，甘草（炙黄）二钱，桔梗、杏仁（去皮尖，略爆干为末，秤）各五钱。上将前四味为末，后入杏仁，再粗罗罗过。每服二钱，水一盏，煎至八分，去滓温服，食后。

功用：宣肺降气，化痰止咳。

方解：本方为小儿外受风寒，寒邪束表，肺气闭郁而设。方用桔梗宣肺解表、祛痰排脓；前胡、杏仁降气化痰、降逆止咳；人参大补元气以扶正；甘草补益中气。诸药合用，有升有降，恢复肺之宣发肃降之职。

（二十）治发热方

1. 白饼子（玉饼子）

主治：治壮热。

组成：滑石末一钱，轻粉五钱，半夏末一钱，南星末一钱，巴豆二十四个（去皮膜，用水一升，煮干研细）。上三味，捣罗为末，入巴豆粉，次入轻粉，又研匀，却入余者药末，如法令匀，糯米粉如绿豆大。量小儿虚实用药，三岁以下，每服三丸至五丸，空心，紫苏汤下，忌热物；若三五岁儿，壮实者不以此拘，加至二十丸，以利为度。

功用：消积导滞。

方解：方用南星、半夏辛温，化痰去积；轻粉之辛冷利水通便，滑石之甘寒以降热积，巴豆以平诸般之积。诸药合用，使痰癖血瘕、气痞食积等物一鼓荡平，不留余孽，并由于所服无几，且药随积滞下而不留恋肠胃，故体壮病实之积宜之。但要掌握剂量，以下为度，积去之后，随即可用益黄散等补脾之剂善后。

2. 三黄丸

主治：治诸热。

组成：黄芩半两（去心），大黄（去皮，湿纸裹煨）、黄连（去须）各一钱。上同为细末，面糊丸绿豆大或麻子大。每服五七丸至十五丸、二十丸，食后，米饮送下。

功用：清热泻火。

方解：黄芩，味苦性寒，入肺与大肠经，清热燥湿、泻火解毒；黄连，味苦性寒，入心经，清热燥湿、泻火解毒，以泻心经实火见长；大黄，味苦性寒，入脾、胃经，泻下攻积、清热泻火，常用于火毒之邪结聚，大便闭结不通者。三药合用，黄芩清肺热以泻上焦之热，黄连泻心火以泻中焦之火，而大黄有泻下之功，可清三焦之火。

3. 秦艽散

主治：治潮热、减食、蒸瘦。

组成：秦艽（去芦头，切焙）、甘草（炙）各一两，干薄荷半两（勿焙）。上为粗末，每服一二钱，水一中盏，煎至八分，食后温服。

功用：退热除蒸。

方解：秦艽清热退蒸，薄荷疏风散热，甘草和胃。三药配合使用，退热除蒸。

4. 地骨皮散

主治：治虚热潮作，亦治伤寒壮热，及余热。

组成：地骨皮（自采佳）、知母、银州柴胡（去芦）、甘草（炙）、半夏（汤洗十次，切焙）、人参（切去顶焙）、赤茯苓各等分。上为细末，每服二钱，姜五片，水一盏，煎至八分，食后温服，量大小加减。

功用：养阴清热。

方解：方中地骨皮，甘淡性寒，归肺、肾经，凉血退蒸、清泄肺热；知母，苦甘寒，归肺、胃、肾经，清热泻火、滋阴润燥；银柴胡，甘微寒，与地骨皮合用，退虚热；甘草炙用，补脾益气；半夏，燥湿化痰、降逆止呕；人参甘温，大补元气、补脾益肺、生津止渴，对于热病气津两伤之虚证可用之；赤茯苓偏于利水渗湿，同时有健脾之效。诸药合用，共奏养阴清热、补虚扶正之功。

5. 大黄丸

主治：治诸热。用于湿温、暑温胸闷呕恶，湿热痞满，泻痢，黄疸，肺热咳嗽，高热烦渴，血热吐衄，痈肿疮毒，胎动不安。

组成：大黄、黄芩各一两。上为末，炼蜜丸如绿豆大。每服五丸至十丸，温蜜水下。量儿加减。

功用：清热泻火。

方解：大黄苦寒，攻积滞、清湿热、泻火解毒；黄芩，清热燥湿、泻火解毒。

6. 牛黄膏

主治：治热及伤风痧热。

组成：雄黄（研）、甘草末、川甜硝各一分，寒水石（生飞研）一两，脑子一钱，绿豆粉半两。上研匀，炼蜜和成膏，薄荷水化下，半皂子大，食后。

功用：清热化痰。

方解：此方寒凉重坠，治气火俱盛的实热证。寒水石入足少阴以泻火，朱砂入手少阴以镇惊，玄明粉泻阳明热结，佐以甘草末，使泻下而不至于过猛；雄黄解毒，龙脑平肝，薄荷水化下，以治热极生惊之证。

7. 犀角丸

主治：治风热痰实面赤，大小便秘涩，三焦邪热，腑脏蕴毒。

组成：生犀角末一分，人参（去芦头，切）、枳实（去瓤，炙）、槟榔各半两，黄连一两，大黄（酒浸切片，以巴豆去皮一百个，贴在大黄上，纸裹饭上蒸三次，切炒令黄焦，去巴豆不用）。上为细末，炼蜜和丸，如麻子大。每服一二十丸，临卧熟水下，未动，加丸。亦治大人，孕妇不损。

功用：清热导痰。

方解：此方用生犀、黄连凉血清热；大黄、枳实、槟榔攻下热结以开痰秘；巴豆但取其气，不用其质；又得人参扶正，故既能清热疏导而正气无伤，方极稳妥。

（二十一）治风痰方

青金丹

主治：惊风天钓。

组成：芦荟、芒硝、青黛各一钱，使君子三枚，硼砂、轻粉各五分，蝎梢十四个。上末，磨香墨拌，丸麻子大。每三丸，薄荷汤下。

功用：疏风利痰。

方解：芦荟、芒硝、青黛，清肝泻火；使君子，补脾杀虫除积；硼砂，清热解毒；轻粉，杀虫攻毒；蝎梢，息风止痉。

（二十二）治伤暑吐泻方

玉露丸（甘露散）

主治：治伤热吐泻黄瘦。

组成：寒水石（软而微青黑，中有细纹者是）、石膏（坚白而墙壁手不可折者是好）各半两，甘草（生）一钱。上同为细末，每服一字或半钱、一钱，食后，温汤调下。

功用：清热解暑，健脾和胃。

方解：本方主治夏秋季节感受暑热之邪引起的呕吐、腹泻。因病久影响脾胃运化，气血生化乏源，故可见黄瘦。方中石膏辛寒，清热泻火、除烦止渴；寒水石性亦属大寒，清热泻火；甘草缓和药性，生用偏于清火解毒。

（二十三）治伤风瘟疫方

1. 败毒散

主治：治伤风，瘟疫，风湿，头目昏暗，四肢作痛，憎寒壮热，项强睛疼，或恶寒咳嗽，鼻塞声重。

组成：柴胡（洗去芦）、前胡、川芎、枳壳、羌活、独活、茯苓、桔梗（炒）、人参各一两，甘草半两。上为末，每服二钱，入生姜、薄荷煎，加地骨皮、天麻，或咬咀，加蝉蜕、防风。治惊热，可加芍药、干葛、黄芩；无汗加麻黄。

功用：益气发汗，散风祛湿。

方解：本方为正气不足感受外邪及时疫、疟、痢等证而设。败毒散，又名人参败毒散，为扶正祛邪之剂。方中羌活、独活散风祛湿，川芎行气活血，柴胡、前胡、薄荷疏表解热，配以枳壳、桔梗、茯苓化痰利气；甘草调中，生姜散寒；并配伍一味人参益气扶正。无汗，可加麻黄发汗解表；小儿惊热，可加蝉蜕、防风以疏风解热；加芍药、干葛、黄芩，以清热解肌柔筋；咳嗽者，可加甜葶苈泻肺宁嗽。由于此方能培补正气、败其邪毒，故曰败毒散。

2. 大黄丸

主治：治风热里实，口中气热，大小便闭赤，饮水不止，有下证者。

组成：大黄一两（酒洗过，米下蒸熟，切片曝干），川芎一两（锉），甘草一分（锉炙），黑牵牛半两（半生熟炒）。上为细末，稀糊和丸，如麻子大。二岁每服十丸，温蜜水下，乳后服，以溏利为度；未利加丸数再服。量大小虚实用之。

功用：通腑泄热。

方解：大黄、牵牛通腑泄热；川芎辛温升散、辛散通达，用于大队苦寒药中，反佐以防苦寒太过，同时也可起到发散郁火的作用；甘草调和诸药。

（二十四）治伤风感冒方

麻黄汤

主治：治伤风发热，无汗，咳嗽，喘急。

组成：麻黄（去节）三钱（水煮去沫，漉出晒干），肉桂二钱，甘草（炙）一钱，杏仁七个（去皮尖，麸炒黄，研膏）。每服一钱，水煎服。以汗出为度，自汗者不宜服。

功用：发汗解表，止咳平喘。

方解：麻黄味苦、辛，性温，为肺经专药，能发越人体阳气，发汗解表、宣肺平喘；肉桂辛、甘，热，温中散寒；杏仁止咳平喘；炙甘草调和诸药，缓解麻黄、肉桂峻烈之性。本方适用于风寒闭肺而无热证者。张山雷《小儿药证直诀笺正》评析此方为："寒邪袭肺，闭塞不通，喘嗽气急，非此方不能捷效；若肺郁有热，则去桂而加石膏，又仲师之麻杏甘石汤也。"

（二十五）治变蒸方

当归散

主治：治变蒸有寒无热。

组成：当归二钱，木香、官桂、甘草（炙）、人参各一钱。上㕮咀，每服二钱，水七分盏，姜三片，枣一枚去核，同煎服。

功用：温阳健脾益气。

方解：方用人参大补元气；肉桂补元阳、暖脾胃；炙甘草温中健脾；当归补血活血；木香理脾健胃；生姜、大枣调中和营。诸药合用，共奏温中健脾之功，对阳虚中馁之小儿尤宜。

（二十六）治疮癣方

1. 金华散

主治：治干湿疮癣。

组成：黄丹一两，轻粉一钱，黄柏、黄连各半两，麝香少许。上为末，先洗，次干掺之。如干癣疮，用腊月猪脂和敷；如无，用麻油亦可，加黄芩。

功用：燥湿止痒。

方解：黄丹、轻粉杀虫攻毒，麝香芳香通络，黄柏、黄连清热燥湿。

2. 白玉散

主治：治热毒气客于腠理，搏于血气，发于外皮，上赤如丹，是方用之。

组成：白土二钱五分（又云滑石），寒水石五钱。上为末，用米醋或新水调涂。

功用：清热解毒。

方解：寒水石、滑石清热泻火。

（二十七）治胎疾方

浴体法

主治：治胎肥、胎热、胎怯。

组成：天麻末二钱，全蝎（去毒为末）、朱砂各五钱，乌蛇肉（酒浸焙干）、白矾各二钱，麝香一钱，青黛三钱。上同研匀，每用三钱，水三碗，桃枝一握、叶五七枚，同煎至十沸。温热浴之，勿浴背。

功用：清热化痰止痉。

方解：天麻、全蝎、乌蛇息风止痉，白矾、朱砂安神，麝香通络，青黛清肝热。

钱

乙

后世影响

钱乙《小儿药证直诀》的问世，标志着儿科学术体系的建立。钱乙作为儿科"鼻祖"，其高尚的品德、精湛的医术、朴实的做人风格、严谨的治学精神，都被后世传为佳话，为历代医家所称颂和敬仰。

一、历代评价

（一）对《小儿药证直诀》的评价

在钱乙《小儿药证直诀》问世之前，《黄帝内经》《诸病源候论》《千金要方》等典籍中，也有不少关于小儿疾病的记载，但比较零散。其内容以阐发某一种疾病的诊治为主，未对儿科理、法、方、药进行系统阐述。钱乙少年时代受其姑父传授，长则遍读群书，临证用心揣度，将历代典籍中的散金碎玉和自己的临证经验合而论之而自成一家。《小儿药证直诀》标志着中医儿科学的确立。

钱乙之后，几乎所有的儿科著作，以及一些综合医书和药物学著作中，都有介绍其学术思想和诊治经验的内容。如南宋《幼幼新书》《小儿卫生总微论方》等书，几乎将《小儿药证直诀》全文收载。清代周震《幼科指南》、陈复正《幼幼集成》等，也都采录钱乙之论。因此，《四库全书总目提要》盛赞钱乙及《小儿药证直诀》说："小儿经方，千古罕见，自乙始别为专门，而其书亦为幼科之鼻祖。后人得其绪论，往往有回生之功。"又称"钱乙幼科，冠绝一代"。钱乙儿科学术思想和诊疗经验，对后世医家产生了极为深远的影响。称钱乙为幼科之鼻祖，其书为小儿之经方，对其赞誉实不为过。

（二）对钱乙学术思想的评价

《丹溪手镜》云："及宋钱乙、庞安常、许叔微迭兴。庞则囿于准绳尺寸之中，许则务在出奇而应变，其术皆本于仲景；惟钱深造仲景之阃奥，建为五脏之方，各随所宜用；谓"肝有相火，则有泻而无补""肾为真水，则有补而无泻"，可谓启《内经》之秘，惜其遗书散亡，出于阎孝忠之所集者，非乙之本真也。"

明代虞抟《医学正传》云："又下此则钱乙、庞安常、许叔微。叔微在准绳尺寸之中，而无所发明；安常虽能出奇应变，而终未离于范围。二人皆得张机之粗者也。惟乙深造机之阃奥而撷其精华，建为五脏之方，各随所宜。谓"肝有相火，则有泻而无补""肾为真水，则有补而无泻"，皆启《内经》之秘，尤知者之所取法也。世概以婴孺医目之，何其知乙之浅哉。其遗书散亡，出于阎孝忠所集者，多孝忠之意，初非乙之本真也。"

以上两书中，关于钱乙、庞安常、许叔微学习张仲景学术的记载有所出入，但对钱乙深得张仲景《伤寒杂病论》经旨的看法颇为一致。二书皆谓钱乙深造张仲景之阃奥而撷其精华，创立了五脏辨证，并提出"肝有相火，则有泻而无补""肾为真水，则有补而无泻"的观点，皆合《黄帝内经》要旨。《医学正传》更谓世人以"婴孺医"看待钱乙，是仅知钱乙思想之浅而尚未领略其深者。钱乙创立的五脏辨证体系及五脏补泻诸方，不仅是儿科辨证论治的准则，同样是中医内、外、妇科等所遵循的临证规范。因而，如果认为钱乙之学术仅适于儿科，实在是不得钱乙学术之精髓。

从《小儿药证直诀》的文风来看，可谓言简意赅、条分缕析、行文流畅、毫无晦涩之言，颇有张仲景行文之风。此书虽非出自钱乙之手，但亦展示钱乙学术之概要。张仲景为中医辨证论治之典范，钱乙堪称后世儿科学术之鼻祖。

钱乙不仅深得张仲景《伤寒论》之要旨，也尽可能吸收诸前贤学术之精华。如近代名医恽铁樵所云："古经方失传之后，一二存者，胥在《千金方》中；《颅囟经》失传之后，古意一二存者，胥在《药证直诀》之中。"（《保赤新书·卷五·惊风》）。《小儿药证直诀》中，共有方剂120首，除去钱乙创制的方剂外，其他方剂都来源于宋以前典籍，较好地保留了儿科方剂之精华。

（三）对钱乙的评价

钱乙不仅精通医术，而且多识物理，喜观气象，于诸书无不窥，并能融会贯通，自成一家。钱乙的一生，可谓是充满传奇色彩的一生。刘跂撰《钱仲阳传》盛赞道："钱乙非独其医可称也，其驾行似儒，其奇迹似侠，术盛行而身隐约，又类夫有道者。"

钱乙医术高超，屡起病于不救。钱乙年老时，告病回乡，虽患痹证，手挛痛，坐卧不起，但每日登门求医者，"扶携襁负，累累满前，近自邻井，远或数百里"，足见其医术远近闻名。

钱乙医德高尚，屡入朝为王公贵族治病，但不居功自傲，反归功于人，颇有肝胆侠义之风。其对待皇亲国戚与士庶黎民，均能一视同仁，无贵贱之分。因此，明代李梴称赞钱乙为"德医"，即"德医，乃明医、世医中之有德者"（《医学入门》）。

钱乙治学严谨，所学必经亲自验证。其博览群书，涉猎广泛，"于气象、物理等无不通晓"。其"为方不名一师"，"不靳靳守古法，时度越纵舍，卒于法合"，其博采众长，融会贯通，不拘泥于一法一方，重视医学理论和方剂配伍法则。

二、后世发挥

（一）后世对儿科与脏腑辨证的发展

钱乙的学术思想和临证经验，对后世产生了深远的影响。与钱乙同时代的董汲、阎孝忠，都是钱乙学术的尊崇者。南宋以降，几乎所有的儿科著作，以及一些综合性医书和药物学著作中，都有涉及其学术思想和临证经验的记载。例如，南宋刘昉《幼幼新书》，以及不著姓氏之《小儿卫生总微论方》，几乎全部收载了《小儿药证直诀》的医论、医案、方剂。明代万全的《幼科发挥》，在理论上受钱乙影响很大。清代吴瑭的《温病条辨·解儿难》中，阐发了钱乙的小儿体质学说及儿科用药特点。现就后世医家有关钱乙学术之发挥举例如下：

1. 阎孝忠

钱乙学术思想对后世医家的影响，最直接、最大的莫过于阎孝忠。阎孝忠，又名季忠，字资钦，北宋许昌（今河南许昌）人，大观（1107～1110）初，曾到汝海做官，后又在大梁（开封）任宣教郎。其究心钱乙之学术，颇有心得。阎孝忠将数年间搜集到的钱乙的方药和诊治记录，以及当时流传的抄本，加以校勘、整理，削繁就简，重新编排次序，纠正错误，最终编辑而成《小儿药证直诀》一书。

阎孝忠还有感于钱乙医术高超，家中幼儿生病多用钱乙方药获效，于是反复研究钱乙临床治疗诸法，并将心得撰成一部《阎氏小儿方解》，对钱乙学术思想予以阐发。

如阎孝忠对小儿急、慢惊风的病因病机、治疗方药做了进一步阐发。阎孝忠重申急惊为阳病，特点是阳动而速。指出急惊由发热所致，进而热极生风，又或因惊而发。发时目上视、涎潮搐搦、身体与口中气皆热。及其发定或睡起，即了了如故。当其搐势渐减时，与镇心治热药一二服，如《小儿药证直诀》中麝香丸、镇心丸、抱龙丸、辰砂丸、至宝丹、紫雪丹之类；候惊势已定，须臾以药下其痰势，可用《小儿药证直诀》中利惊丸、软金丹、桃枝丸之类，或大黄、朴硝等药，心神安宁即愈。慢惊为阴病，其特点是阴静而缓。慢惊风得于大病之余、吐泻之后，或误治攻下泄泻太过所致。脾胃虚损，风邪乘之，似搐而不甚搐（此名瘛疭），似睡非睡而精神委顿，四肢与口中气皆冷，睡露睛，或胃痛而啼哭如鸦声。此证已危，乃脾胃虚损所致。

阎孝忠还在钱乙诊治的基础上，对智力低下患儿的治疗提出在补肾益气基础上从心论治，以菖蒲丸合地黄丸施治。如《阎氏小儿方解》云："治心气不足，五六岁不能言，菖蒲丸……病后肾虚不语者，宜兼服钱乙地黄丸。"这在钱乙从肾论治五迟五软的基础上有所发挥，也为后世"以气为本，心脑并治"奠定了基础。此外，阎孝忠还在此书中搜集、整理前人已用过，但钱乙未记录的有效方剂，对发扬光大钱乙的学术思想起到了重要作用。

2. 刘昉

刘昉是宋代著名的儿科学家之一，《幼幼新书》是刘昉主持编撰的一部大型方书。该书共计40卷，分667个门类，内容极为丰富。包括儿科总论、病源形色、胎教、调理、摄护、初生疾病、先天疾病、内科杂病等。其学术贡献卓著，首次全面收集、整理宋以前儿科文献而成此书。该书不仅搜罗广博，而且对所征引的儿科古代文献进行校注，并保存了大量古医籍佚文。其所构建的儿科学术体系，充分荟萃儿科学术精华。不管是先贤古论，还是近世方解，甚至民间秘诀，凡是儿科相关的医论医话和临床经验，《幼幼新书》无不兼收并蓄，诸家并存。

《幼幼新书》中，将《小儿药证直诀》的医论、医案、方剂等全部载入。刘昉在阐述每种病证时，往往先介绍钱乙等各家论点，然后结合儿科的理论与实践、前贤的治疗经验，用精练、简短的语言，将小儿疾病的病因病机、临床表现、治疗法则编成歌赋。其理、法、方、药明显受到钱乙学术思想的影响。

《幼幼新书》一书详细而全面地论述了小儿生理、病机及各种儿科病证的诊断与治疗。如小儿疳积，分别对风疳、惊疳、食疳、气疳、急疳、疳渴、疳热、疳劳、疳泻、疳肿等35种类型予以阐述，对钱乙的诸疳学说多有发挥，使小儿疳病的诊治内容更加系统、丰富。

综观《幼幼新书》，分类精详，辨证准确，选方恰当，理法方药一应俱全，可谓一部幼科全书，不但在儿科临床中实用价值较高，而且对文献研究也有一定参考价值，是继承和发展钱乙学术思想和临证经验的代表作。

3. 杨士瀛

杨士瀛是宋代的另一位著名医家，精通内、外、小儿诸科，临证经验丰富。杨士瀛极为推崇钱乙，受钱乙学术思想影响很大。在其理、法、方、药中，处处体现出钱乙的诊治特色。如《仁斋小儿方论》一书以钱乙儿科学术思想为主线，直接引用钱乙之说达24次之多，引方30余首。同时，杨士瀛有很多新见解和学术发挥。如《仁斋小儿方论》序中所说："钱氏非无诀法，然义深而方难用。"故杨士瀛在钱乙五脏辨证的基础上，又对钱乙的理论做了进一步发挥，颇有见地，为后世儿科医家所习用。

杨士瀛指出："凡人以胃气为本，唯治病亦然。"其临证诊病，以顾护脾胃为重。杨士瀛顾护脾胃，着眼于以下三个方面：一是先祛邪，后和胃；二是先补脾胃，后攻下；三是祛邪与和胃相结合。在选方用药上，杨士瀛不仅采用了钱乙的健脾方，而且收载了大量的历代名方和验方，如理中汤、参苓白术散、益脾散、茯苓丸、人参散、和中散、茯苓二陈汤等，拓展了儿科选方用药的范围。

杨士瀛还极为推崇钱乙"脾虚不受寒温，服寒则生冷，服温则生热"的观点，主张小儿用药以"小小分剂调而平之"，"治冷不可峻温骤补"，"治热不可妄表过凉"，"切不可过用寒凉及银、粉、巴、硝"等攻下之品。但对于一些"当下之病"，又主张"当攻则攻"，以免延误病情，并提出下后调理脾胃的扶正治法。

4. 张元素

脏腑辨证，最早见于《黄帝内经》，后《中藏经》《金匮要略》《诸病源候论》《千金要方》中均有一定发展。张元素在前人基础上结合己见，撰成《脏腑标本寒热虚实用药式》一书，对脏腑寒热虚实标本主证、治疗、用药等加以详细论述，成为脏腑辨证体系建立的标志。其中，钱乙的五脏辨证理论，对张元素脏腑辨证体系的建立影响很大。

张元素把每一脏腑，除心包络外，均从生理、病变、发展、预后，以及治疗方药等方面，进行一一阐述，组成了五脏六腑辨证系统。

张元素论述五脏六腑病机均以寒热虚实为纲，分别论述脏腑之实、脏腑之虚、脏腑之寒、脏腑之热。其中，脏腑虚实，主要指脏腑之气的虚实。张元素又根据脏腑自身的不同生理特性，把脏腑寒热与脏腑虚实结合起来，进一步细分为脏腑实寒、虚寒、实热、虚热等不同的脏腑病机类型。此外，还对脏腑寒热虚实的不同脉象进行区分。以肝寒之证为例，肝中寒为实寒之证，脉象则为"脉实而弦，此为太过，病在外"；肝虚冷则为虚寒之证，脉象为"虚而微，则为不及，病在内"。临床上，结合肝脉便可判断肝寒之虚实。

在脏腑寒热虚实治疗上，张元素一改其"不用古方，自为家法"作风，直接引用了钱乙创制的诸多方剂，把地黄丸、泻青丸、安神丸、泻心汤、导赤散、益黄散、泻黄散、泻白散、阿胶散等，列为五脏补泻的主方。如心主热，自病或大热，泻心汤主之；实则烦热，黄连泻心汤主之；虚则惊悸，生犀散主之。肺主燥，自病则喘嗽，燥则润之，实则喘而气盛，泻白散主之；虚则喘而少气，先益黄散、后阿胶散主之。肝主风，自病则风搐拘急，肝苦急，急食甘以缓之，佐以酸苦，以辛散之；实则风搐有力，泻青丸主之；虚则风搐力小，地黄丸主之。脾主湿，自病则泄泻多睡，体重昏倦；实则泄泻赤黄，睡不露睛，泻黄散主之；虚则泄泻色白，睡露睛，白术散主之。肾主寒，自病则足胫寒而逆；人之五脏，惟肾无实；小儿疮疹变黑陷，则是肾实，水克退心火。

由此可见，钱乙五脏虚实辨证、五脏补泻理论，被张元素广泛接受并成为其脏腑寒热虚实辨证体系的一部分。

5. 李东垣

张元素与李东垣同属于易水学派，张元素受钱乙的影响，同样重视脾胃在疾病中的重要作用，并且将此学术思想传授给李东垣。李东垣在师承的基础上，提出"内伤脾胃，百病由生"的理论。

李东垣受钱乙"脾胃虚衰，四肢不举，诸邪遂生"思想的影响，提出"内伤脾胃，百病由生"的观点，并创制了系列方剂，如升阳散火汤、补中益气汤、升阳除湿汤、清胃散等。研究李东垣立方之义，可以看出其深受钱乙的影响。如升阳散火汤、补中益气汤、升阳除湿汤、清胃散等，均遵泻黄丸、败毒散、白术散"风药散郁火"之义而创制。李东垣用方中，还有很多方剂也是在钱乙用方的基础上创制的。如《内外伤辨惑论》治疗腹痛属中气虚弱者，主张用异功散加芍药；治疗渴热伤津，用白术散倍葛根；《脾胃论》治三焦积热、目赤肿痛、口舌生疮、烦躁便秘、痛疡痔疾诸病，主张用《小儿药证直诀》三黄丸；《兰室秘藏》仿地黄丸，拟益阴益气丸等。

总之，易水学派重视脏腑辨证，脏腑辨证远绍《黄帝内经》《中藏经》之旨，近承钱乙，无论张元素，还是其后之李杲，均受钱乙学术思想的直接或间接影响。

6. 鲁伯嗣

明代鲁伯嗣继承并进一步完善钱乙的五脏辨证思想。在其著作《婴童百问》中，直接引用钱乙《小儿药证直诀》有关内容，并进行了较为详细的阐发。如《婴童百问》中"五脏所主第六问""五脏病证第七问"，将《小儿药证直诀》相应内容完全转载。而且，鲁伯嗣在继承钱乙五脏虚实辨证的基础上有新的创见。其云："肝病以疏风理气为先，心病以抑火镇惊为急，脾病当温中消导，肺病宜降气清痰，肾病则补助真元，斯得共治法之大要也。"其所创立的小儿五脏治疗大法，不仅完善了小儿五脏辨证理沦，而且对临床具有直接的指导作用。

在治疗方药上，鲁伯嗣也受钱乙学术思想的影响，采用了《小儿药证直诀》中多首方药。如肝病，大黄丸（大黄、木香）之理气除骨蒸；心病，泻心散（黄连）之抑火清心；脾病，益黄散（陈皮、丁香、诃子、青皮、甘草）之温中消导；肺病，甘桔汤（甘草、桔梗）之理气化痰等。

7. 万全

在儿科疾病辨证方面，受钱乙影响较大的还有明代儿科医家万全。万全师承家学，遥承钱乙，有《育婴家秘》《幼科发挥》《片玉痘疹》《痘疹心法》等多部著作。万全精通数科，以儿科驰名。

万全较为全面地论述了小儿的生理、病机特点、五脏辨证，以及小儿常见疾病的辨治方法。尤其是万全提出的小儿五脏有余不足论及体禀"少阳"，以及对小儿急症的诊断方法，至今还指导着临床。

万全对钱乙提出的小儿"五脏六腑，成而未全，全而未壮"的观点加以发挥，提出"五脏有余不足论"。指出小儿肝常有余，脾常不足；心常有余，肺常不足，肾常虚。认为小儿既有生机蓬勃、发育迅速的一面，又有脏腑娇嫩、形体未充的一面。万全强调说："小儿脾常不足，肝常有余，肾主虚，亦不足也。故小儿之病，惊风属肝，疳痨属脾，胎气不足属肾。上医治病，必先所属而预防之。"

小儿心、肝有余，故心肝风火同化，实热动风之证多见；又小儿乃"纯阳"之体，感邪后易从热化，神气怯弱，邪易内陷心包，导致心火上炎，肝风心火交相煽动，耗伤真阴，使筋脉失养而动风，临证多见壮热、惊悸、抽搐、昏迷，甚至角弓反张等"有余"之症。同时肝病每能影响其他脏腑，发生乘土、刑金、冲心、耗肾之病变，出现吐泻、夜啼等病症。由此可见，"心常有余""肝常有余"是儿科疾病向"易实"演化的基础之一。小儿脾常不足，易被饥饱寒热所伤，即"饱则伤胃，饥则伤脾，热则伤胃，寒则伤脾"。同时，"幼儿无知，口腹是贪，父母娇爱，纵其所欲，是以脾胃之病视大人犹多也"。小儿肺常不足，全而未壮，宜为邪气痰浊和异物所伤；肌肤娇嫩，藩篱疏薄，则邪气易从肌表而入，使娇脏受伤。小儿脾常不足，痰湿内生，蕴阻于肺亦可伤肺。肾之精气是人体生命活动的根基，小儿处于生长发育的重要时期，肾之精气相对不足而无有余，故所发生的病变，也多以禀赋不足为特征。"肾主虚无实"，"肾者，元气之主。肾虚则为禀赋不足之病"。

在小儿脾胃病方面，万全又有新的阐发。受钱乙"脾胃虚弱，四肢不举，诸邪遂生"脾胃观的影响，提出"小儿之病，胃最多也"，"胃气壮实，四肢安宁，脾胃虚弱，百病蜂起，胃气即败，五脏俱损，故调理脾胃者，医中之王道也"。还指出"吐泻之病，脾胃为之总司也"，"胃气逆而为上，则为呕吐。脾气逆而为下，则为泄泻"。此外，在脾胃与其他小儿疾病的关系上，万全也继承了钱乙的观点，指出脾胃受伤日久，则为疳积，"虽有五脏之不同，其实皆脾胃之病也"。再者，因病后或吐泻，脾胃虚损，还可发为慢惊。可见，诸如疳、惊、吐、泻等小儿常见病、多发病，无一不与脾胃有关。

在脾胃病的具体调治方法上，万全有较为系统的治疗方药。其云："脾热者，泻黄散；胃热者，人参白虎汤；脾胃寒者，理中汤（丸）；脾胃虚者，异功散、调元汤、人参白术散、养脾丸；伤食者，消积丸、保和丸……已成疳者，集圣丸。"丰富了钱乙小儿脾胃学说的内容。

8. 薛己

薛己（1487—1559），字新甫，号立斋，吴郡（江苏苏州）人。其父薛铠，字良武，府学诸生，精于医术，尤擅儿科。薛氏父子，合著《保婴撮要》一书。此书前 10 章，论及小儿内科，为薛铠撰写；后 10 章论及外、五官、皮肤等科，为薛己撰写，并补充医案数百例。

《保婴撮要》基本将《小儿药证直诀》内容全部录用，分别穿插于各篇之中，并予以详细注释。卷一，对肝、心、脾、肺、肾五脏证治法则分别论述，每篇首引钱乙辨证论治纲目，继陈张洁古五脏相关之阐述，对于儿科五脏虚实证候的症状、机理、治法、主方罗列详明。在急惊风、吐泻、疮证、疰夏、汗证等病证中，大抵宗张元素而参以李杲、朱丹溪诸家之说，旁征博引，演绎成篇。

对于小儿疾病的辨治，薛己以钱乙的五脏辨证为依据，五脏之中尤注重脾胃。认为胃为水谷之海、六腑之大源，人身气血脏腑，俱由胃气而生。"小儿虽得乳食，水谷之气未全，尤重胃气。胃气一虚，则四脏俱失所养矣"，故每用补中益气汤、六君子汤调治小儿脾胃。

薛己特别赞赏地黄丸，认为"凡属肝肾诸虚不足之证，宜用此滋化源，其功不可尽述"。因此在其治疗中，六味地黄丸、八味地黄丸都是习用之剂，并常把补中益气汤与地黄丸合用以脾肾双补。

重视脾肾，是薛己在各科辨证论治中的特色。《四库全书总目提要》认为："己治病，务求本原，用八味丸、六味丸直补真阴真阳以滋化源，实自己发之。其治病多用古方，而出入加减，具有至理，多在一两味间见神明变化之妙。"脾肾并重，既调治脾胃，又滋补肾命，重视甘温，不尚苦寒，薛己综合诸家而自成体系。

（二）后世对方剂的发展

钱乙对方剂学的发展做出了重大的贡献。其化裁古方或自创新方，其制剂、服药方法等，都对后世医家乃至当今儿科临床产生了深远的影响。很多方剂被广泛运用于临床各科，发挥着重要作用。以钱乙创制的"地黄丸"为例，后世医家在"地黄丸"基础上化裁而成的"杞菊地黄丸""知柏地黄丸""左归饮""都气丸"等有效方剂，广泛应用于临床，对后世中医滋阴理论及方药理论的发展都有深远的影响。钱乙治惊风发搐所制凉惊丸、抱龙丸，为儿科热病惊搐神昏的治疗提供了有效方剂。后世牛黄抱龙丸、琥珀抱龙丸等，均从此方化裁而来。

另外，钱乙创制的治脾胃伏火的"泻黄散"，补益脾胃的"益黄散"，治脾胃虚弱、消化不良的"异功散"，治小儿心实热的"导赤散"，治肺寒咳嗽的"百部丸"，治小儿肺虚喘促的"阿胶散"，治斑疹的"紫草散"等，都被广泛应用于临床各科，成为百世流传之名方。

1. 地黄丸

六味地黄丸方，出于钱乙《小儿药证直诀·卷下》"地黄丸"条。其方药组成，系将张仲景《金匮要略》肾气丸减去炮附子、桂枝二味，并以熟地黄取代干地黄而成。方中药物六味：熟地黄、山药、山茱萸、泽泻、牡丹皮、茯苓。原书用以治疗小儿肾怯失音、囟开不合、神气不足、目白睛多、面色㿠白，以及肾疳、骨疳、筋疳及肝疳等。此方自问世以来，由于组方严谨、配伍得当、疗效确切，故而在中医临床被广泛应用。时至今日，仍不失为一首让人耳熟能详的中医名方。

纵观中医方剂学的发展，可以看出，历代医家在反复实践的基础上，一方面拓展了本方的临床适用范围；另一方面，以六味地黄丸为基础，随证化裁并创制出了许多行之有效的方剂，在中国医学史上产生了深远的影响，成为方剂学百花园中一簇瑰丽的奇葩。

（1）地黄丸的古今临床应用

该方的主要功效是滋阴补肾，适于一切慢性疾病过程中出现的肾阴亏损，或肝肾不足，或兼见阴虚火旺之证。主治腰膝酸软，小便淋漓，牙齿松动，头晕目眩，耳鸣耳聋，健忘多梦，盗汗遗精，手足心热，病后低热，消渴引饮，骨蒸潮热，舌燥咽痛，以及小儿囟开不合，舌红少苔，脉沉细数等。

宋代时，六味地黄丸主要用于儿科疾病的治疗。《小儿药证直诀》中，地黄丸主要运用于多种儿科疾病的治疗。刘昉所撰《幼幼新书》，拓展了地黄丸的应用范围，可以治疗鹤节、慢惊风及虚寒等多种儿科疾病。

至元代，六味地黄丸的临床应用已经超出了儿科范围。在朱震亨的门人及其私淑者所辑《丹溪心法》一书中，六味地黄丸用于治疗咳嗽、小便不禁、虚损、淋证及消渴等多种内科疾病。在杜思敬所辑《济生拔粹》一书中，已经提到肾脏虚损，久病之后身体羸弱不堪，虚烦盗汗，骨蒸发热，肢体痿软，诸般血证等，都可以使用六味地黄丸治疗。

至明代，六味地黄丸（汤）的应用范围又有了进一步的拓展。如虞抟所著《医学正传·卷三·虚损》中，对六味地黄丸的主治及功效有如下记载：治肾经虚损，久新憔悴，盗汗发热，五脏齐损，瘦弱虚烦，骨蒸痿弱，下血咯血等证。

吴崑《医方考·卷二·咳嗽门》中论述此方主治及功效为："肾虚移热于肺，咳嗽者，此方主之。有足心热、内股热、腰痛、两尺脉虚大者，病源于肾虚也。"

龚廷贤《万病回春·卷四·虚损门》中记载此方主治及功效为："治形骸瘦弱，无力多困，肾气久虚，寝汗发热，五脏齐损，遗精便血，消渴淋浊等症。此药不燥不温，专补左尺肾水，兼理脾胃。少年水亏火旺阴虚之症，最宜服之。"

薛己《薛氏医案选·女科撮要·卷下·附方并注》曰："六味丸，一名地黄丸……治肾虚发热，作渴唾痰，小便淋沥，头晕眼花，咽燥唇裂，齿不坚固，腰腿酸软，自汗盗汗，便血诸血，失喑，水泛为痰之圣药，血虚发热之神剂。"

受《薛氏医案》影响，明代医家赵献可在继承前人的基础之上，于命门水火大加发挥，触类旁通，无所不贯。《医贯·卷四·先天要论上》中专有"六味丸说"，对六味地黄丸推崇备至，认为一切"肾虚不能制火"的病证都可以用此方进行治疗。同时，赵献可将六味地黄丸灵活运用于发热、痰证、咳嗽、吐血、喘证、咽喉疼痛、耳鸣耳聋、大便不通、小便不禁，以及梦遗滑精等多种疾病的辨证治疗，可谓将此方的临床运用发挥到了极致。

至清代，使用六味地黄丸（汤）的医家越来越多，其主治范围也越来越广。高秉钧《疡科心得集·方汇·卷上》记载六味地黄汤可以治疗肝肾不足，真阴亏损，舌燥喉痛、虚火牙痛、牙漏、牙宣等。程钟龄《医学心悟》中使用六味地黄丸（汤）治疗的疾病多达10余种，包括类中风、虚劳、头痛、痰饮、三消、小便不禁、咽喉（口、舌、齿、唇）疾病、耳病、腰痛、产后喘促，以及发背（对心发、肾俞发、搭背、手发、足发）等。在顾松园所撰《顾氏医镜》中，六味地黄丸（汤）用于治疗中风、噎、膈、虚劳、健忘、怔忡、惊悸、头痛、眩晕、腰痛、产后及遗精等10余种不同的疾病。

汪昂《医方集解·补养之剂》中，更将六味地黄丸列为第一张方剂，并归纳其主治病证为"肝肾不足，真阴亏损，精血枯竭，憔悴羸弱，腰痛足酸，自汗盗汗，水泛为痰，发热咳嗽，头晕目眩，耳鸣耳聋，遗精便血，消渴淋涩，失血失音，舌燥喉痛，虚火牙痛，足跟作痛，下部疮疡等证"。

自宋代到清代，六味地黄丸的运用，早已超越了原有的儿科范围，涉及内、外、妇、儿、五官等临床各科，真正体现了中医"异病同治"的思想。六味地黄丸滋阴补肾，慢性疾病过程中出现肾阴亏损，或肝肾不足，或兼见阴虚火旺之证都可使用此方化裁治疗。

（2）地黄丸类方

滋补济阴丸：宋·朱肱《类证活人书·卷四·火门》记载，此方由熟地、山药、山萸肉、丹皮、茯苓、泽泻、芍药、龟板、地骨皮、黄柏、知母、青蒿、五味子、牛膝、杜仲组成。主治心肾不交，水火不济，心液竭而心火独亢，肾水枯而骨蒸劳热，或干嗽痰红，或精滑淋漓等阴虚不足之证。

加减八味丸：宋·李迅《集验背疽方·痈疽用药大纲·加减八味丸》记载，此方由熟地黄、山药、山茱萸、牡丹皮、白茯苓、泽泻、肉桂、北五味子组成。主治痈疽作渴。清·吴谦《医宗金鉴·卷二·外科心法要诀》中，此方名加味地黄丸。

十补丸：宋·严用和《济生方·五脏门·肾膀胱虚实论治》记载，此方由熟地黄、炒山药、山茱萸、牡丹皮、茯苓、泽泻、炮附子、肉桂、鹿茸、五味子组成。主治肾脏虚弱，面色黧黑，足冷足肿，耳鸣耳聋，肢体羸瘦，足膝软弱，小便不利及腰脊疼痛。

加味肾气丸：宋·严用和《济生方·水肿门·水肿论治》记载，此方由熟地黄、炒山药、山茱萸、牡丹皮、茯苓、泽泻、炮附子、官桂、车前子、川牛膝组成。主治肾脏虚弱、腰重脚肿、小便不利。清·吴谦《医宗金鉴·卷二十七·删补名医方论》中，此方名资生肾气丸。

加减肾气丸：宋·严用和《济生方·消渴门·消渴论治》记载，此方由熟地黄、山药、山茱萸、牡丹皮、白茯苓、泽泻、鹿角、沉香、五味子、官桂组成。主治劳伤肾经，肾水不足，心火自用，口舌焦干，多渴而利，精神恍惚，面赤心烦，腰痛脚弱，肢体羸瘦，不能起止。

地黄饮子：金·刘完素《黄帝素问宣明论方·卷二·诸证门》记载，此方由熟干地黄、山茱萸、白茯苓、巴戟天、石斛、肉苁蓉、炮附子、五味子、官桂、麦门冬、菖蒲、远志。主治瘖痱，肾虚弱厥逆，语声不出，足废不用。

益阴肾气丸：金·李杲《兰室秘藏·卷上·眼耳鼻门》记载，此方由熟地黄、生地黄、干山药、山茱萸、牡丹皮、茯苓、泽泻、当归梢、五味子、柴胡组成。主治肾脏虚亏，神水宽大，视物初觉昏暗，渐睹空中有黑花，物成二体，久则光不收，及内障神水淡绿色或淡白色。

滋肾生肝饮：明·薛己《校注妇人良方·卷八·妇人胖转小便不利方论》记载，此方由熟地黄、山药、山茱萸、牡丹皮、茯苓、泽泻、五味子、柴胡、白术、当归、甘草组成。主治肾虚肝郁，症见月经不调，小便淋沥不利，或两胁胀闷，或小腹作痛等。

明目壮水丸：明·龚信《古今医鉴·卷九·眼目》记载，此方由熟地黄、生地黄、干山药、牡丹皮、茯神、泽泻、天门冬、麦门冬、石枣、人参、当归、枸杞子、五味子、菟丝子、川牛膝、柏子仁、家菊花、黄柏、知母、白豆蔻组成。主治肝肾不足，眼目昏暗，常见黑花，多有冷泪。

清火滋阴汤：明·龚廷贤《寿世保元·卷四·吐血》记载，此方由生地黄、山药、山茱萸、牡丹皮、赤茯苓、泽泻、天门冬、麦门冬、赤芍、栀子、黄连、甘草组成。主治阴虚，先吐血而后见痰者。

八仙长寿丸：明·龚廷贤《寿世保元·卷四·老人》记载，此方由生地黄、山药、山茱萸、牡丹皮、茯神、益智仁、辽五味子、麦门冬组成。主治年高之人，阴虚筋骨痿弱无力，面无光泽或暗惨，食少痰多，或嗽或喘，或便溺数涩，阳痿，足膝无力，以及形体瘦弱，无力多困，肾气久虚，憔悴寝汗，发热作渴等。

加减八味丸：明·龚廷贤《寿世保元·卷九·外科诸证》记载，此方由生地黄、山药、牡丹皮、白茯苓、泽泻、桂心、石枣、辽五味子组成。主治痈疽疮疡痊后及将痊，肾水枯竭，不能上润，以致心火上炎，水火不能既济，心中烦躁，口干渴甚，小便频数；或白浊阳痿，饮食不多，肌肤渐削；或腿肿脚先痿，口舌生疮不绝。

滋阴地黄汤：明·龚廷贤《万病回春·卷五·耳病》记载，此方由熟地黄、山药、山茱萸、牡丹皮、泽泻、白茯苓、酒黄柏、石菖蒲、酒知母、远志、酒当归、川芎、白芍组成。主治色欲动相火致右耳聋，或大病后耳聋者。

坎离既济丸：明·龚廷贤《鲁府禁方·卷二·补益》记载，此方由熟地黄、生地黄、山药、山茱萸、牡丹皮、白茯苓、泽泻、天门冬、麦门冬、甘枸杞、肉苁蓉、黄柏、知母、当归、白芍药、五味子、拣参、远志组成。主治虚损证属心血肾水不足者。

三一肾气丸：明·方广《丹溪心法附余·卷十九·虚损门》记载，此方由熟地黄、生地黄、山药、山茱萸、牡丹皮、赤白茯苓、泽泻、锁阳、龟板、牛膝、枸杞子、人参、麦门冬、天门冬、知母、黄柏、五味子、肉桂组成。主治心肾诸脏精血不足，心肾诸脏火淫偏盛。

古庵心肾丸：明·方广《丹溪心法附余·卷十九·虚损门》记载，此方由熟地黄、生地黄、山药、山茱萸、茯神、泽泻、枸杞子、龟板、牛膝、鹿茸、当归、黄柏、辰砂、黄连、生甘草组成。主治发白无子、惊悸怔忡、遗精盗汗、目暗耳鸣、腰痛足痿、失眠健忘等肾精亏、心火亢之证。

八味丸：明·方广《丹溪心法附余·卷十九·虚损门》记载，此方由熟地黄、山药、山茱萸、牡丹皮、白茯苓、泽泻、附子、桂心组成。主治肾气虚乏，下元冷惫，脐腹疼痛，夜多旋溺，脚膝缓弱，肢体倦怠，面皮萎黄或黧黑，及虚劳不足，渴欲饮水，腰重疼痛，小腹急痛，小便不利。

八物肾气丸：明·方广《丹溪心法附余·卷十九·虚损门》记载，此方由熟地黄、山药、山茱萸、牡丹皮、白茯苓、泽泻、五味子、肉桂组成。主治肾气虚弱，齿牙松动，颜面衰老。

明目地黄丸：明·傅仁宇《审视瑶函·卷五·目昏》记载，此方由熟地黄、生地黄、山药、山茱萸、牡丹皮、泽泻、柴胡、茯神、当归身、五味子组成。主治肾虚目暗不明。

加减八味丸：明·傅仁宇《审视瑶函·卷五·妄见》记载，此方由熟地黄、山药、山茱萸、牡丹皮、白茯苓、泽泻、五味子、肉桂组成。主治肾水不足，虚火上炎以致目之神光失序，发热作渴，口舌生疮，或牙眼溃烂，咽喉作痛，或形体憔悴，寝汗发热，五脏齐损等症。

滋阴地黄丸：明·孙一奎《赤水玄珠·卷二十六·耳门》记载，此方由熟地黄、山茱萸、牡丹皮、白茯苓、菊花、何首乌、黄柏组成。主治肾阴不足，两耳虚鸣，脓汁不干。

大补地黄丸：明·王肯堂《证治准绳·类方·第一册方》记载，此方由黄柏、熟地黄、当归、山药、枸杞子、知母、山茱萸、白芍药、生地黄、玄参、肉苁蓉组成。主治精血枯涸燥热。

加味地黄丸：明·王肯堂《证治准绳·类方·第八册方》记载，此方由熟地黄、干山药、山萸肉、牡丹皮、白茯苓、泽泻、生地黄、柴胡、五味子组成。主治肝肾阴虚疮证，或耳内痒痛出水，或眼昏痰气喘嗽，或作渴发热，小便赤涩等症。此方在清·高鼓峰《四明心法·卷二·方论》中，名抑阴地黄丸。

滋阴八味丸：明·张介宾《景岳全书·卷五十一新方八阵》记载，此方由熟地黄、山药、山茱萸、丹皮、白茯苓、泽泻、黄柏、知母组成。主治阴虚火盛，下焦湿热等。此方在清·江涵暾《笔花医镜·卷二·脏腑证治》、清·顾世澄《疡医大全·卷九·痈疽溃疡门主方》中名知柏八味丸；清·吴谦《医宗金鉴·卷二十七·删补名医方论》中名知柏地黄丸；明·吴崑《医方考·卷五·痃癖门》中，称之为六味地黄丸加黄柏知母方。

右归饮：明·张介宾《景岳全书·卷五十一新方八阵》记载，此方由熟地黄、山药、山茱萸、枸杞、炙甘草、杜仲、制附子、肉桂组成。主治命门之阳衰阴盛者。

右归丸：明·张介宾《景岳全书·卷五十一新方八阵》记载，此方由大怀熟地、山药、山茱萸、枸杞、鹿角胶、菟丝子、杜仲、当归、肉桂、制附子组成。主治元阳不足，或先天禀弱，或劳伤过度，以致命门火衰，不能生土，所致脾胃虚寒，饮食少进，或呕恶膨胀，或翻胃噎膈，或怯寒畏冷，或脐腹多痛，或大便不实，泻痢频作，或小水自遗，虚淋寒疝，或寒侵溪谷，而肢节痹痛，或寒在下焦，而水邪浮肿，及神疲气怯、心跳不宁、四体不收、眼见邪祟、阳衰无子等真阳不足之证。

大补元煎：明·张介宾《景岳全书·卷五十一新方八阵》记载，此方由人参、熟地黄、山药、山茱萸、杜仲、当归、枸杞、炙甘草组成。主治男、妇气血大坏，精神失守危剧之证。

归肾丸：明·张介宾《景岳全书·卷五十一新方八阵》记载，此方由熟地黄、山药、山茱萸、茯苓、当归、枸杞、杜仲、菟丝子组成。主治肾水真阴不足，精衰血少，腰酸脚软，形容憔悴，遗泄阳衰等症。

当归地黄饮：明·张介宾《景岳全书·卷五十一新方八阵》记载，此方由熟地黄、山药、山茱萸、当归、杜仲、牛膝、炙甘草组成。主治肾虚腰膝疼痛等症。

左归饮：明·张介宾《景岳全书·卷五十一新方八阵》记载，此方由熟地黄、山药、山茱萸、茯苓、枸杞、炙甘草组成。主治命门之阴衰阳盛者。

左归丸：明·张介宾《景岳全书·卷五十一新方八阵》记载，此方由大怀熟地、山药、山茱萸、枸杞、川牛膝、菟丝子、鹿角胶、龟板胶组成。主治真阴肾水不足，不能滋养营卫，渐至衰弱，或虚热往来，自汗盗汗，或神不守舍，血不归原，或虚损伤阴，或遗淋不禁，或气虚昏运，或眼花耳聋，或口燥舌干，或腰酸腿软等精髓内亏、津液枯涸之证。

归芍地黄汤：明·秦景明《症因脉治·卷二·吐血咳血总论》记载，此方由生地黄、山药、山茱萸、牡丹皮、茯苓、泽泻、当归、白芍药组成。主治外感吐血，脉芤而涩者。

加减地黄汤：明·秦景明《症因脉治·卷四·疟疾总论》记载，此方由熟地黄、山药、山茱萸、牡丹皮、茯苓、泽泻、柴胡、白芍药组成。主治少阴经疟，三日一发。

纳气丸：明·秦景明《症因脉治·卷三·肿胀总论》记载，此方由熟地黄、山药、山茱萸、牡丹皮、茯苓、泽泻、益智仁组成。主治气散腹胀，气不归原者。

八味地黄丸：清·傅山《傅青主女科·产后编上·出汗》记载，此方由熟地黄、山药、山茱萸、牡丹皮、茯苓、泽泻、五味子、炙黄芪组成。主治产后虚脱，汗多不止，手足发冷。

润燥安胎汤：清·傅山《傅青主女科·下卷·妊娠》记载，此方由熟地黄、生地黄、山萸肉、麦门冬、五味子、阿胶、黄芩、益母草组成。主治妊娠至三四个月，自觉口干舌燥，咽喉微痛，无津以润，以至胎动不安，甚则血流如经水者。

转气汤：清·傅山《傅青主女科·下卷·产后》记载，此方由熟地黄、山药、山萸肉、人参、茯苓、白术、当归、白芍、芡实、故纸、柴胡组成。主治产后四肢浮肿、寒热往来、气喘咳嗽、胸膈不利、口吐酸水、两胁疼痛等症。

润肝汤：清·陈士铎《辨证录·卷十·恼怒门》记载，此方由熟地黄、山茱萸、白芍药、当归、五味子、炒栀子、玄参、牡丹皮组成。主治多怒拂郁，心烦意躁，至夜口干舌燥、寐少等证属肾水不足者。

加减地芝丸：清·张璐《张氏医通·卷十五·目门》记载，此方由熟地黄、生地黄、山茱萸、天门冬、麦门冬、五味子、枸杞子、甘菊、当归身组成。主治肾水不足，目能远视，不能近视。

纳气丸：清·张璐《张氏医通·卷十六·祖方》记载，此方由熟地黄、山药、山茱萸、牡丹皮、茯苓、泽泻、沉香、砂仁组成。主治脾肾皆虚，蒸热咳嗽，倦怠少食等。

加减六味丸：清·张璐《张氏医通·卷十六·祖方》记载，此方由熟地黄、山药、牡丹皮、茯苓、泽泻、葳蕤组成。主治阴虚咳嗽、吐血骨蒸及童劳哺热、消瘦等症。

河车六味丸：清·张璐《张氏医通·卷十六·祖方》记载，此方由熟地黄、山茱萸、山药、牡丹皮、茯苓、泽泻、紫河车组成。主治体质素虚，将欲成劳。

都气丸：清·张璐《张氏医通·卷十六·祖方》记载，此方由熟地黄、山药、山茱萸、牡丹皮、茯苓、泽泻、五味子组成。主治肾水不固，咳嗽精滑。清·董废翁《西塘感症·感症变病·呃逆》中，此方名都气丸。

七味丸：清·张璐《张氏医通·卷十六·祖方》记载，此方由熟地黄、山药、山茱萸、牡丹皮、茯苓、泽泻、桂枝组成。主治肾虚火不归根，游散在上在外。

香茸八味丸：清·张璐《张氏医通·卷十六·祖方》记载，此方由熟地黄、山药、山茱萸、牡丹皮、茯苓、泽泻、沉香、鹿茸组成。主治肾与督脉皆虚，头旋眼黑。

清金壮水丸：清·张璐《张氏医通·卷十六·祖方》记载，此方由熟地黄、山药、山茱萸、牡丹皮、茯苓、泽泻、麦门冬、五味子组成。主治肾脏水亏火旺，蒸热咳嗽。

加减六味丸：清·程国彭《医学心悟·卷四·痔疮》记载，此方由大熟地、大生地、山药、丹皮、茯苓、泽泻、当归、白芍、柏子仁、丹参、龟板、远志组成。主治痔疮。

八味地黄丸：清·吴谦《医宗金鉴·卷二十七·删补名医方论》记载，此方由熟地黄、干山药、山萸肉、丹皮、白茯苓、泽泻、肉桂、附子组成。主治命门火衰，不能生土，以致脾胃虚寒，饮食少思，大便不实，或下元衰惫，脐腹疼痛，夜多遗溺等。

滋肾保元汤：清·吴谦《医宗金鉴·卷九·外科心法要诀》记载，此方由熟地黄、山萸肉、丹皮、白茯苓、人参、白术、当归身、黄芪、杜仲、肉桂、附子、炙甘草组成。主治鹤口疽，气血虚弱，溃而敛迟者。

七味地黄丸：清·顾世澄《疡医大全·卷九·痈疽溃疡门主方》记载，此方由熟地黄、山药、山茱萸、牡丹皮、茯苓、泽泻、肉桂组成。主治肾水不足，虚火上炎，发热作渴，口舌生疮，牙龈溃烂，咽喉作痛，或形体憔悴，夜汗发热。

加味地黄汤：清·顾世澄《疡医大全·卷十六·牙宣门主方》记载，此方由大熟地、山药、山萸肉、牡丹皮、白茯苓、泽泻、骨碎补组成。主治肾火外越，齿龋出血、牙宣之症。

加味六味地黄汤：清·顾世澄《疡医大全·卷二十一·大肠痈门主论》记载，此方由熟地黄、山药、山茱萸、丹皮、泽泻、白茯苓、人参、麦冬、黄芪组成。主治大肠生痈，小腹痛甚，淋沥不已，精神衰少，饮食无味，面色萎黄，四肢无力，自汗盗汗，夜不得卧。

芦柏地黄丸：清·顾世澄《疡医大全·卷三十八·八角虱门主方》记载，此方由熟地黄、怀山药、山萸肉、丹皮、白茯苓、泽泻、黄柏、芦荟组成。主治阴虱疮，瘙痒难忍，抓破色红，中含紫点。

滋肾清肝饮：清·高鼓峰《四明心法·卷一·二十五方主症》记载，此方由熟地黄、山药、山茱萸、丹皮、茯苓、泽泻、柴胡、白芍、当归身、酸枣仁、栀子组成。主治肝血虚，胃脘痛，大便燥结。

疏肝益肾汤：清·高鼓峰《四明心法·卷一·二十五方主症》记载，

此方由熟地黄、山药、山萸肉、丹皮、茯苓、泽泻、柴胡、白芍组成。主治肝血虚，胃脘痛，大便燥结。

滋阴肾气丸：清·高鼓峰《四明心法·卷二·方论》记载，此方由熟地、山药、丹皮、茯苓、泽泻、生地、归尾、柴胡、五味子组成。主治眼目神水宽大渐散，或如雾露中行，渐睹空中有黑花，视物二体，久则光不收及内障，神水淡白色。

九味地黄丸：清·高鼓峰《四明心法·卷二·方论》记载，此方由熟地、山药、山萸肉、丹皮、赤茯苓、川芎、当归、川楝子、使君子组成。主治肾疳。

滋水清肝饮：清·董废翁《西塘感症·感症本病·养阴法》记载，此方由熟地黄、山药、山茱萸、牡丹皮、茯苓、泽泻、柴胡、白芍药、山栀子、酸枣仁、当归组成。主治燥火生风，发热胁痛，耳聋口干，或热甚而痛，手足头面似觉肿起。

杞菊地黄丸：清·董西园《医级·卷八·杂病类方》记载，此方由熟地黄、山药、山茱萸、牡丹皮、茯苓、泽泻、枸杞子、菊花组成。主治肝肾不足，眼花视歧，或干涩目痛。

温肾丸：清·沈金鳌《妇科玉尺·卷一·求嗣》记载，此方由熟地黄、山药、山萸肉、巴戟天、当归、菟丝子、鹿茸、益智仁、生地、杜仲、茯神、远志、续断、蛇床子组成。主治男女无嗣。

滋阴地黄丸：清·沈金鳌《妇科玉尺·卷六·妇女杂病》记载，此方由熟地黄、山药、山茱萸、牡丹皮、茯苓、泽泻、天门冬、麦门冬、生地黄、知母、贝母、当归、香附组成。主治妇女虚劳。

加减地黄丸：清·沈金鳌《杂病源流犀烛·卷十七·燥病源流》记载，此方由熟地黄、山药、山萸肉、丹皮、五味子、百药煎组成。主治上消，阴亏津伤，舌赤裂，咽如烧，大渴引饮，日夜无度者。

温肾汤：清·罗国纲《罗氏会约医镜·卷十·论泄泻》记载，此方由熟地黄、山药、山茱萸、茯苓、泽泻、补骨脂、五味子、菟丝子、肉桂、附子组成。主治五更及天明泄泻，多年不愈。

加减左归饮：清·马培之《马培之外科医案·龟背》记载，此方由熟地黄、山药、山茱萸、龟板胶、鹿角胶、茯苓、菟丝子组成。主治真阴不足，不能滋养荣卫，腿腰酸痛。

加减右归饮：清·马培之《马培之外科医案·龟背》记载，此方由熟地黄、山茱萸、枸杞子、当归、肉桂、杜仲、菟丝子、怀牛膝组成。主治三阳不足，腰腿冷痛，脊驼足弱。

救肾安逆汤：清·汪蕴谷《杂症会心录·卷下·吐屎》记载，此方由熟地黄、山药、山茱萸、牡丹皮、茯苓、泽泻、沙参、五谷虫组成。主治吐屎，久病体虚脉虚者。

右归饮：清·林佩琴《类证治裁·卷二·虚损》记载，此方由熟地黄、山药、山茱萸、人参、白术、枸杞子、杜仲、炙甘草、炮姜、附子、肉桂组成。主治肾中真阳虚者。

益阴汤：清·林佩琴《类证治裁·卷二·汗症》记载，此方由熟地黄、山药、山茱萸、牡丹皮、泽泻、麦门冬、五味子、白芍药、地骨皮、莲子、灯心草组成。主治里虚盗汗有热。

滋阴大补丸：清·林佩琴《类证治裁·卷五·痰证》记载，此方由熟地黄、山药、山茱萸、茯苓、牛膝、杜仲、五味子、巴戟天、小茴香、肉苁蓉、远志、石菖蒲、枸杞子、大枣组成。主治肝肾阴虚，足热枯萎。

耳聋左慈丸：近代何廉臣《重订广温热论·卷二·验方》记载，此方由熟地黄、淮山药、山萸肉、丹皮、浙茯苓、建泽泻、煅磁石、石菖蒲、北五味组成。主治温热病后期肾虚精脱之耳鸣耳聋。

荆防地黄汤：清·鲍相《验方新编·卷十·小儿科》记载，此方由熟地黄、山药、山茱萸、牡丹皮、茯苓、荆芥、防风、生甘草组成。主治血虚出痘初起。

加减六味地黄丸：清·梁希曾《疬科全书·证治·阴火疬》记载，此方由熟地黄、山茱萸、牡丹皮、茯苓、泽泻、枸杞子、半夏、炙甘草、青皮、煅龙骨、煅牡蛎、炒杜仲、白芥子组成。主治寒痰凝结而致的阴火疬，颈际夹起，大如卵形，坚硬异常，或一边，或二边，或带小核数粒。

加减左归饮：清·梁希曾《疬科全书·证治·伤肺疬》记载，此方由熟地黄、山药、山茱萸、茯苓、枸杞子、陈皮、半夏、三七、炙甘草、郁金组成。主治内伤而致的伤肺疬。

既济汤：近代张锡纯《医学衷中参西录·医方·治阴虚劳热方》记载，此方由熟地黄、生山药、山茱萸、茯苓、生龙骨、生牡蛎、白芍药、附子组成。主治大病后阴阳不相维系，阳欲上脱，或喘逆，或自汗，或目睛上窜，或心动悸；阴欲下脱，或失精，或小便不禁，或大便滑泻等一切阴阳两虚、上热下凉之证。

龟柏地黄汤：清·俞根初、何廉臣增订，徐荣斋重订《重订通俗伤寒论·六经方药·清凉剂》记载，此方由熟地黄、山药、山茱萸、牡丹皮、生龟板、白芍药、朱茯神、砂仁、黄柏、陈皮组成。主治阴虚阳亢，虚火上炎，颧红骨蒸，梦遗滑精。

除上述地黄丸的加减方外，钱乙地黄丸原方，还有一些其他别名。如宋·刘昉《幼幼新书》，将其称为补肾地黄丸；明·薛己《正体类要》，将其称为六味地黄丸；明·王肯堂《证治准绳》，将其称为六味丸；清·高鼓峰《四明心法》，将其称为六味饮等。

目前开发成中成药的六味地黄丸类方有：

2005年版《中华人民共和国药典》六味地黄丸（浓缩丸、片、冲剂、胶囊）："熟地黄、山药、山萸肉、丹皮、茯苓、泽泻"，功用滋补肝肾。用于肾阴亏损，头晕耳鸣，腰膝酸软，骨蒸潮热，盗汗遗精，消渴。

2005年版《中华人民共和国药典》明目地黄丸："熟地黄、怀山药、山茱萸、牡丹皮、茯苓、泽泻、枸杞子、白菊花、当归、白芍药、白蒺藜、石决明"，功用滋肾、养肝、明目。用于肝肾阴虚，目涩畏光，视物模糊，迎风流泪。

2005年版《中华人民共和国药典》归芍地黄丸："熟地黄、山药、山萸肉、丹皮、茯苓、泽泻、白芍、当归"，功用滋肝肾、补阴血、清虚热。用于肝肾两亏，阴虚血少，头晕目眩，耳鸣咽干，午后潮热，腰腿酸痛，脚跟疼痛。

2005年版《中华人民共和国药典》杞菊地黄丸（浓缩丸、胶囊、片、口服液）："熟地黄、山药、山萸肉、丹皮、茯苓、泽泻、枸杞子"，功用滋肾养肝。用于肝肾阴亏，眩晕耳鸣，羞明畏光，迎风流泪，视物昏花。

2005年版《中华人民共和国药典》桂附地黄丸（浓缩丸、片、口服液）："熟地黄、山药、山萸肉、丹皮、茯苓、泽泻、肉桂、制附子"，功用温补肾阳。用于肾阳不足，腰膝酸冷，肢体浮肿，小便不利或反多，痰饮喘咳，消渴。

2005年版《中华人民共和国药典》济生肾气丸："熟地黄、山药、山萸肉、丹皮、茯苓、泽泻、肉桂、制附子、牛膝、车前子"，功用温肾化气、利水消肿。用于肾虚水肿，腰膝酸重，小便不利，痰饮喘咳。

2005年版《中华人民共和国药典》七味都气丸："熟地黄、山药、山萸肉、丹皮、茯苓、泽泻、五味子"，功用补肾纳气、涩精止遗。用于肾虚不能纳气，呼多吸少，喘促胸闷，久咳咽干气短，遗精盗汗，小便频数。

2005年版《中华人民共和国药典》麦味地黄丸（浓缩丸、片、口服液）："熟地黄、山药、山萸肉、丹皮、茯苓、泽泻、麦冬、五味子"，功用滋肾养肺。用于肺肾阴亏，潮热盗汗，咽干咳血，眩晕耳鸣，腰膝酸软，消渴。

《中华人民共和国卫生部药品标准·中药成方制剂》第九册之归肾丸："熟地黄、山药、山茱萸、茯苓、枸杞子、当归、菟丝子、杜仲"，功用滋阴养血、填精益髓。用于肾水不足，腰酸脚软，精亏血少，头晕耳鸣。

《中华人民共和国卫生部药品标准·中药成方制剂》第七册之知柏地黄丸（片、浓缩丸）："熟地黄、山药、山萸肉、丹皮、茯苓、泽泻、知母、黄柏"，功用滋阴降火。用于阴虚火旺，潮热盗汗，口干咽痛，耳鸣遗精，小便短赤。

《中华人民共和国卫生部药品标准·中药成方制剂》第八册之八味肾气丸："熟地黄、山药、山萸肉、丹皮、茯苓、泽泻、肉桂、附子"，功用温补肾气。用于肾气不足，腰痛膝软，消渴水肿，肾虚咳喘，小便频数，大便溏泻。

《中华人民共和国卫生部药品标准·中药成方制剂》第二册之参麦地黄丸："熟地黄、山药、山萸肉、丹皮、茯苓、泽泻、麦冬、北沙参"，功用养阴润肺。用于肺肾两虚，咳嗽气喘，咽干口燥，潮热咯血。

可以看出，围绕补益肝肾、滋肾填精为中心，六味地黄丸家族成员尚有养肝明目、滋阴清热、养阴润肺、补肾纳气、涩精止遗等多种功能。

综上所述，可以看出，古方六味地黄丸自问世以后，在中医方剂学发展史上产生了深远的影响。观其大致，其影响约略可概括为如下两个方面：一方面，以六味地黄丸为基础，后世医家根据各自不同的临床实践，又加减化裁出了许多类方及衍生方剂，大大丰富了中医有关虚损病的方药证治内容。另一方面，由于六味地黄丸为《金匮要略》肾气丸减桂、附而成，具有补而不滞、柔润不燥的功能特点，因此被后人认为是一首"壮水之主，以制阳光"的代表方。而钱乙作为补肾阴之专剂的发明者，确也为后世滋阴补肾大法的提出与完善奠定了基础。

2. 补肺阿胶散

《小儿药证直诀》中，用此方治疗"小儿肺虚气粗喘促"。后世根据本方所具养阴补肺、宁嗽止血之功，又将其使用范围扩大到治疗成人阴虚肺热的咳嗽气喘证。如吴崑说："肺虚有火，嗽无津液，咳而哽气者，此方主之。"

但历代医家对本方的运用，亦不拘于肺虚咳喘，还以之治疗因阴虚肺热而致的多种疾病。如《全生指迷方·卷二》将其用于治疗"衄血吐血，发作无时，肌肉减少"，《幼科折衷》用于治小儿"肺虚有汗"等。这些论述，为临床运用本方进一步拓了思路。

3. 泻黄散

泻黄散，首载于《小儿药证直诀·卷下》，因为脾脏在色为黄，泻黄即清泄脾中郁热之义。此方有泻脾胃伏火之功，用于治疗脾胃伏火所致弄舌、口疮等症，至《济生方》，则用其治疗"脾胃壅实，口内生疮"。

后世医家将其推广应用于治疗脾胃伏火导致的多种病症。凡脾热熏蒸而致的目黄、身黄、疮疡、目胞肿等，均以本方治疗。如《普济方·卷三百八十六·婴孩诸热疽肿门》记载，治"小儿身凉，身黄睛黄，疳热口臭，唇焦泻黄沫，脾热口甜，胃热口苦，不吮乳"；《万氏家传片玉心书·卷五·目病门》记载，治"目内黄者，脾热也……目胞肿者"等。

4. 益黄散

此方见于《小儿药证直诀·卷下·诸方》。其云："益黄散（又名补脾散），治脾胃虚弱，及治脾疳，腹大身瘦。"钱乙立五脏补泻诸方，作为治疗的基本方剂，本方即为补脾的代表方剂。

钱乙认为，本方能补脾、和脾、补胃、和胃、调气，可用于脾胃虚弱等10余种病证，如：肝病胜肺，傍晚及夜间发搐，伤风手足冷，伤风自利；初生三日内吐泻，壮热，不思乳食，大便乳食不消或白色；初生三日以上至十日，吐泻，身温凉，不思乳食，大便青白色，乳食不消；伤风，吐泻身温，乍凉乍热，睡多气粗，大便黄白色，呕吐，乳食不消，时咳嗽；伤风，吐泻，身凉，吐沫，泻青白色，闷乱不渴，哽气，长出气，睡露睛；夏秋吐泻，不能食乳，干哕等诸症；脾疳，体黄腹大，食泥土；胃气不和之面㿠白，无精光，口中冷气，不思食，吐水；胃虚冷之面㿠白色弱，腹痛不思食；气不和之口频撮；脾胃冷，食不能消化；胃怯汗，上至顶，下至脐等。

本方的影响已超出儿科范畴。张元素在《医学启源·卷上·五脏补泻法》中，就把益黄散列为补脾的基础方剂；徐大椿在《女科指要》中，将本方用量稍增，"治孕妇腹痛泄泻，脉紧者"。本方类方主要见于儿科著作，所治略同。如《活幼心书·卷下》之益黄散，以本方去青皮，治脾虚受冷、水谷不化、泄泻注下、盗汗等症。《痘治理辨》之益黄散，以本方丁、木二香并用，去诃子、甘草，治胃冷呕吐、脾虚泄泻；或因疮烦躁，渴饮冷水过多，致伤脾胃；《幼科类萃·卷五》之益黄散，以本方去丁香，治脾疳；《医方考·卷二》之益黄散，丁香、木香并用，去甘草，治胃寒泄泻，脉迟。

现代以来，运用益黄散治疗小儿贲门松弛症、小儿腹泻、中毒性肠麻痹等，也取得了很好的疗效。

5. 泻青丸

本方为钱乙所创制，载于《小儿药证直诀·卷下》，原治小儿惊风，"肝热搐搦，脉洪实"。

后世医家不断扩大此方的应用范围，应用于风热或肝经郁火所产生的病症。例如，《素问病机气宜保命集》记载本方治中风自汗昏冒、发热不恶寒、不能安卧，此是风热烦躁；《斑论萃英》记载李东垣治斑后风热之毒上攻，翳膜遮睛，功效显著；《校注妇人良方》记载治肝经实火，乳胁作痛，或恶寒发热，大便秘结；《医学入门》记载治肝经郁热，两胁因怒作痛；《证治准绳》记载用于治眼目暴发赤肿疼痛以及头风屑；《医方集解·泻火之剂》记载治疗肝火郁热，不能安卧、多惊多怒、筋痿疼不起、目赤肿痛等。现代一般多宗《医方集解》之说，以本方主治肝经郁火证。

6. 白术散

白术散，为钱乙创制的补脾方之一。《小儿药证直诀·卷下·白术散》云："治脾胃久虚，呕吐泄泻，频作不止，精液苦竭，烦渴躁，但欲饮水，乳食不进，羸瘦困劣，因而失治，变成惊痫，不论阴阳虚实，并宜服。"方中药物共七味，故又名七味白术散。

此方为治吐泻的名方，备受后世推崇。全方以补、升为主。补以四君，升以葛根；木香醒脾胃、藿香和中化湿，协调气机升降。其所治诸证，根本在于脾胃虚弱，清阳不升，运化无权。因此，凡属脾虚运化失常导致的病证，均可采用七味白术散以健脾祛病，临床不必拘于治疗泄泻，即"证同治亦同"。

徐大椿使用本方，治疗妊娠脾胃两虚之证。其云："妊娠脾胃两虚，清阳下陷，致津液不能上奉而口燥不渴，谓之口干。人参扶元补气，白术健脾生血，茯苓渗湿以通津液，木香调气以醒脾胃，藿香开胃快胸膈，炙草缓中益胃气，葛根升阳明清气而津液无不上奉，何口干之有哉？"（《女科指要》）

综上所述，钱乙博采诸家学说，并结合自己的临床经验，在儿科学上有许多开创性的建树。名医熊宗立称钱乙《小儿药证直诀》一书为"活幼之筌谛，全婴之轨范"。《小儿药证直诀》体现了钱乙的学术思想，总结了他的儿科临床经验，是一部理论结合实际，突出脏腑辨证思想的儿科专著，对宋以后儿科学的发展具有重要影响。

首先，钱乙对小儿的生理及病变特点做了精辟的论述。在小儿生理方面，提出了"五脏六腑，成而未全，全而未壮"的观点；在小儿病变特点方面，指出因脏腑娇嫩，形气未充，容易遭邪侵袭，发病时则"易虚易实，易寒易热"，病情多变且变化迅速。其对小儿生理及病变特点的正确认识，对小儿预防保健和疾病防治具有重要意义。受钱乙学术思想的影响，后世儿科医家注重小儿生理及病变特点，并基于临床实践予以新的阐发，极大地丰富和发展了儿科学术。如明代医家万全，在继承钱乙学术思想的基础上，提出了小儿"五脏之中，肝常有余，脾常不足，肾常虚""心常有余而肺常不足"的观点，高度概括了小儿生理及病变特点，从而把儿科理论进一步推向成熟。

其次，钱乙在继承前人脏腑辨证思想的基础上，创造性地提出小儿五脏辨证纲领，提出心主惊、肝主风、脾主困、肺主喘、肾主虚五脏辨证大纲和五脏病证的主要证候特点；并结合天人相应，注重天时、日内时辰，以及时令节气对脏腑之气旺衰的影响，同时运用五脏生克乘侮理论，判断五脏虚实，制定相应的五脏补泻治法，即虚则补之、实则泻之，虚则补其母、实则泻其子，并创制了一系列五脏补泻方。钱乙的五脏辨证和五脏补泻学术思想，不仅为后世儿科奠定了辨证论治的基础，甚至影响到整个中医学术的发展。如张元素在五脏辨证的基础上进一步深化与完善，发展了脏腑寒热虚实辨证体系；钱乙五脏补泻诸方也作为张元素脏腑补泻的方剂，成为其脏腑辨证体系的组成部分；从而将钱乙五脏辨证和五脏补泻学术思想，扩展到整个中医理论体系之中。进而，钱乙的五脏辨证与虚实补泻的立论立方，也成为整个中医临床学科脏腑辨证论治的基础。

重视脾胃在小儿生长发育及疾病中的重要作用，是钱乙脾胃学术思想的重要内容之一。小儿生长发育全靠后天脾胃化生精微之气以充养，疾病的恢复亦赖脾胃健运生化，先天不足的小儿也要靠后天来调补。再者，小儿脾胃柔弱，易受损伤。钱乙提出"脾胃虚弱，四肢不举，诸邪遂生"及

"脾主困"的观点，对小儿脾胃病机特点，以及小儿脾胃在发病中的重要作用，进行了精要的概括。钱乙调治很多小儿疾病都从脾胃着手，并发明了很多脾胃并治的方法，创立了许多调治脾胃寒热虚实的著名方剂。钱乙的脾胃观，为后世脾胃学说的丰富和发展奠定了基础，并产生了巨大影响。

在小儿疾病的诊断上，钱乙大大促进了儿科望诊理论的发展。儿科古称"哑科"，幼不能言，或虽言而不足信，给儿科疾病的诊断带来了较大的困扰。钱乙根据小儿这一特殊群体的特点，摸索了一套系统的儿科诊治方法。钱乙重视四诊合参，尤其注重望诊。望精明（目）、察面色、观体态、审苗窍（口、鼻、耳、舌）、辨斑疹（颜色、形态）、望二便。同时，闻小儿哭声及小儿疾病发作时发出的动物样怪叫声，以及切脉、问病史等，也都是其临床常用诊察方法。小儿少为情志所扰，其神色、形态、目色、面色等，都是其自然流露之态。钱乙通过望面、目、神、形态、二便及闻声音等，对小儿疾病性质、病情发展、预后等做出判断。钱乙的望诊理论与方法，尤其是望目、望面等面部望诊的经验，仍为现今儿科临床诊断的重要方法。

在治疗上，钱乙力摒时弊，始终遵循"小儿脏腑柔弱，易虚易实，易寒易热"的生理及病变特点。小儿脏气清灵，随拨随应，因此主张治疗攻之有时，补之得宜，用药力求中正平和，注意顾护小儿正气，注重小儿脾胃和肾脏的调养，反对"痛击"，力戒妄攻蛮补。即使有是证而用是药，也应中病即止或衰其大半而止，不可过剂，以免耗伤小儿正气。在小儿服药方法和服药剂型上，钱乙多以丸、散剂，少用汤剂。此外，钱乙使用的不同送药方法、灵活的服用时间等，都为儿科开发疗效好又易为小儿接受的剂型药物，提供了可贵的借鉴。

钱乙对后世的另一大贡献，是在方剂学方面。《小儿药证直诀》载方120首，多为钱乙所创制。其中，既有传统效方，又有钱乙化裁精当的古方，及自创独特巧妙的新方。不管是化裁古方，还是创制新方，均用药寒温适度、中正平和、补泻并用、扶正祛邪兼顾，以柔养脏腑为本；始终以顺应"小儿脏腑柔弱，易虚易实，易寒易热"的生理及病变特点为准则。钱乙所创制的儿科方剂，如五脏补泻诸方，迄今仍广泛应用于临床，取得了很好的临床疗效。

综上所述，钱乙学术思想的形成，是儿科学发展史上一个重要的里程碑。《小儿药证直诀》的出现，标志着中医儿科学已从隋唐时期的雏形发展成一门专科。钱乙首次指出小儿"五脏六腑，成而未全，全而未壮""易虚易实，易寒易热"的生理特点和病变特点；首创以心主惊、肝主风、脾主困、肺主喘、肾主虚为纲领的五脏虚实辨证；钱乙的脾胃观及依据小儿生理、病变特点所创制的系列方剂，均为后世医家所推崇。其在儿科学上的创见，不仅为我国儿科学的发展做出了卓越贡献，而且对整个中医学术的发展，产生了重大而深远的影响，丰富和发展了中医辨证论治的学术体系，也大大推动了方剂学的发展。

钱

乙

参考文献

［1］宋·钱乙著；阎孝忠编集；张灿，君双点校.小儿药证直诀 [M].北京：人民卫生出版社，1991.

［2］李志庸.钱乙－刘昉医学全书 [M].北京：中国中医药出版社，2005.

［3］清·张山雷.小儿药证直诀笺正（附阎氏董氏方论笺正）[M].上海：上海卫生出版社，1958.

［4］俞景茂.小儿药证直诀类证释义 [M].贵阳：贵州人民出版社，1984.

［5］隋·巢元方.诸病源候论 [M].北京：人民卫生出版社，1955.

［6］宋·王怀隐.太平圣惠方 [M].北京：人民卫生出版社，1958.

［7］明·万全.幼科发挥 [M].北京：人民卫生出版社，1959.

［8］明·鲁伯嗣.婴童百问 [M].北京：人民卫生出版社，1961.

［9］明·张介宾.类经图翼 [M].北京：人民卫生出版社，1965.

［10］宋·杨士瀛著；王致谱校注.仁斋小儿方论 [M].福州：福建科学技术出版社，1986.

［11］东汉·张仲景.伤寒论 [M].北京：人民卫生出版社，1987.

［12］元·朱震亨.丹溪医集 [M].北京：人民卫生出版社，1993.

［13］明·张介宾.景岳全书 [M].北京：中国中医药出版社，1994.

［14］清·张山雷.张山雷医集 [M].北京：人民卫生出版社，1995.

［15］夏魁周.李时珍医学全书 [M].北京：中国中医药出版社，1996.

［16］唐·孙思邈撰；魏启亮，郭瑞华点校.备急千金要方 [M].北京：中医古籍出版社，1999.

［17］清·纪昀.四库全书总目提要 [M].石家庄：河北人民出版社，2000.

［18］国家药典委员会.中国药典（一部）[M].北京：化学工业出版社，2000.

［19］丘光明，邱隆，杨平.中国科学技术史.度量衡卷 [M].北京：科学出版社，2001.

［20］明·虞抟著；郭瑞华点校.医学正传［M］.北京：中医古籍出版社，2002.

［21］盛增秀.王好古医学全书［M］.北京：中国中医药出版社，2004.

［22］郭登洲.钱乙医方精要［M］.石家庄：河北科学技术出版社，2004.

［23］田代华.黄帝内经素问［M］.北京：人民卫生出版社，2005.

［24］田代华，刘更生.灵枢经［M］.北京：人民卫生出版社，2005.

［25］吴慧.新编简明中国度量衡通史［M］.北京：中国计量出版社，2006.

［26］明·李梴.医学入门（上册）［M］.北京：人民卫生出版社，2006.

［27］邓铁涛，郑洪.中医五脏相关学说研究：从五行到五脏相关［M］.广州：广东省出版集团，2008.

［28］恽铁樵.恽铁樵医书合集（上）［M］.天津：天津科学技术出版社，2010.

［29］国家药典委员会.中国药典（一部）［M］.北京：中国医药科技出版社，2010.

［30］清·徐大椿.女科指要［M］.太原：山西科学技术出版社，2012.

［31］俞景茂，王伯岳.钱乙学术思想探要［J］.浙江中医学院学报，1983（4）：13.

［32］王野樵.“肾无实证”析疑［J］.江西中医药，1983（4）：11.

［33］俞景茂.钱乙在儿科方剂学上的建树及其影响［J］.河南中医，1983（6）：15.

［34］赵清理，王安邦.河南历代名医荟萃——阎孝忠［J］.河南中医，1984（4）：19.

［35］洪文旭，苏礼.抱龙丸［J］.上海中医药杂志，1984（9）：23.

［36］杜建忠.泻青丸中龙脑辨疑［J］.陕西中医，1986（11）：514.

［37］刘宝华.泻青丸中龙脑非龙胆草［J］.河南中医，1987（6）：30.

［38］王烈，许继增．论钱乙"尊古、创新"的学术思想及影响 [J].吉林中医药杂志，1988（1）：1.

［39］吴少祯．《婴童百问》学术特点浅探 [J].天津中医学院学报，1988（3）：28.

［40］吕学泰，孟繁熙．钱乙的家世——里籍和生卒年代 [J].山东中医学院学报，1989，13（2）：33.

［41］王文才．《小儿药证直诀》立方用药浅析 [J].内蒙古中医药，1990（1）：41.

［42］张锡元．谈钱乙用药特点 [J].山东中医杂志，1992（5）：7.

［43］章增加，胡依平．钱乙"肾主虚，无实也"辨析 [J].中医杂志，1994，55（1）：56.

［44］俞景茂．薛恺与薛己儿科学术特点探讨 [J].浙江中医杂志，1996，31（1）：32.

［45］张士卿．略论钱乙在方剂学方面的建树 [J].甘肃中医学院学报，1997，14（2）：147.

［46］沈大水，郑妙健．《小儿药证直诀》中"治未病"思想初探 [J].浙江中医学院学报，2000，24（6）：14.

［47］侯晓萍．钱乙辨治疳证学术思想初探 [J].成都中医药大学学报，2001，24（1）：9.

［48］葛明富．钱乙运用下法初探 [J].安徽中医临床杂志，2002，14（6）：511.

［49］杨金萍．钱乙《小儿药证直诀》方剂命名规律浅析 [J].中医杂志，2005，46（10）：785.

［50］郝万山．汉代度量衡制和经方药两的换算 [J].中国中医药现代远程教育，2005，3（3）：48.

［51］杨金萍.钱乙《小儿药证直诀》医案分析 [J].光明中医,2005,20(5):5.

［52］吕凌.钱乙五行思想研究 [D].辽宁：辽宁中医药大学中医文献学,
2006.

［53］袁久林，黄燕.薛氏父子儿科学术思想探析 [C].中华中医药学会第九
届中医医史文献学术研讨会论文集萃，2006.

［54］张家玮.六味地黄丸方剂学历史沿革及古代临床应用概况 [J].世界科
学技术 – 中医药现代化 .2006，8（2）：123.

［55］任现志.钱乙"脾主困"及其脾胃学术思想浅析 [J].中医文献杂志,
2006，24（1）：12.

［56］李志庸，戴铭，张国骏.略论刘昉学术思想及其贡献 [J].天津中医学
院学报，2006，25（1）：1.

［57］徐正莉.心主惊及肝主风理论探析 [J].新中医，2007，39（3）：83.

［58］王永吉，王世民.关于《小儿药证直诀》方剂中有毒矿物药的思考 [J].
世界中西医结合杂志，2008，3（4）：231.

［59］赵澎，程焱.惊吓反射与惊吓综合征 [J].医学综述，2008，14（13）：
1979.

［60］潘利忠，张振尊.万全儿科学术思想探讨 [J].新中医，2008，40（9）：
14.

［61］杨林，孙静，郝璐.六味地黄丸组方的临床应用及研究 [J].浙江中医
药大学学报，2010，34（5）：796.

［62］李照福，任卫东.合理使用含朱砂成分的中成药 [J].北京中医药，
2011，30（5）：388.

［63］刘燕君，王凤兰.《颅囟经》版本考 [J].中医文献杂志，2012（1）：
10.

汉晋唐医家（6名）

张仲景　王叔和　皇甫谧　杨上善　孙思邈　王　冰

宋金元医家（18名）

钱　乙　成无己　许叔微　刘　昉　刘完素　张元素

陈无择　张子和　李东垣　陈自明　严用和　王好古

杨士瀛　罗天益　王　珪　危亦林　朱丹溪　滑　寿

明代医家（25名）

楼　英　戴思恭　王　履　刘　纯　虞　抟　王　纶

汪　机　马　莳　薛　己　万密斋　周慎斋　李时珍

徐春甫　李　梴　龚廷贤　杨继洲　孙一奎　缪希雍

王肯堂　武之望　吴　崑　陈实功　张景岳　吴有性

李中梓

清代医家（46名）

喻　昌　傅　山　汪　昂　张志聪　张　璐　陈士铎

冯兆张　薛　雪　程国彭　李用粹　叶天士　王维德

王清任　柯　琴　尤在泾　徐灵胎　何梦瑶　吴　澄

黄庭镜　黄元御　顾世澄　高士宗　沈金鳌　赵学敏

黄宫绣　郑梅涧　俞根初　陈修园　高秉钧　吴鞠通

林珮琴　章虚谷　邹　澍　王旭高　费伯雄　吴师机

王孟英　石寿棠　陆懋修　马培之　郑钦安　雷　丰

柳宝诒　张聿青　唐容川　周学海

民国医家（7名）

张锡纯　何廉臣　陈伯坛　丁甘仁　曹颖甫　张山雷

恽铁樵